鼻炎

BIYAN ZHONGYI TEXIAO LIAOFA

中医特效疗法

主编 金瑛

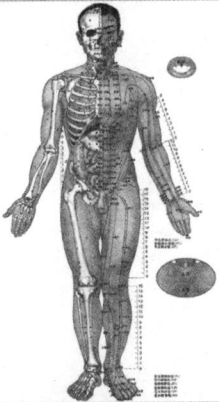

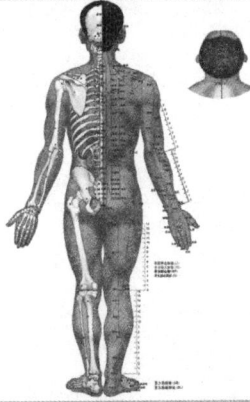

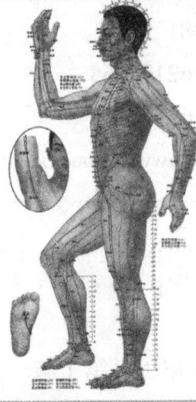

人体穴位挂图

赠

中国科学技术出版社

·北京·

图书在版编目（CIP）数据

鼻炎中医特效疗法 / 金瑛主编 . — 北京：中国科学技术出版社，2019.1
（2024.6 重印）

ISBN 978-7-5046-7682-5

Ⅰ.①鼻… Ⅱ.①金… Ⅲ.①鼻炎—中医治疗法 Ⅳ.① R276.1

中国版本图书馆 CIP 数据核字 (2017) 第 237041 号

策划编辑	王久红　　焦健姿
责任编辑	王久红
装帧设计	长天印艺
文字编辑	龚丽霞
责任印制	徐　飞

出　　版	中国科学技术出版社
发　　行	中国科学技术出版社有限公司
地　　址	北京市海淀区中关村南大街 16 号
邮　　编	100081
发行电话	010-62173865
传　　真	010-62179148
网　　址	http://www.cspbooks.com.cn

开　　本	710mm×1000mm　　1/16
字　　数	188 千字
印　　张	11.5
版　　次	2019 年 1 月第 1 版
印　　次	2024 年 6 月第 4 次印刷
印　　刷	北京顶佳世纪印刷有限公司
书　　号	ISBN 978-7-5046-7682-5/R · 2113
定　　价	48.00 元（赠全身穴位挂图 3 张）

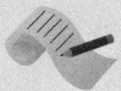

考考你

（答案与解析见书末）

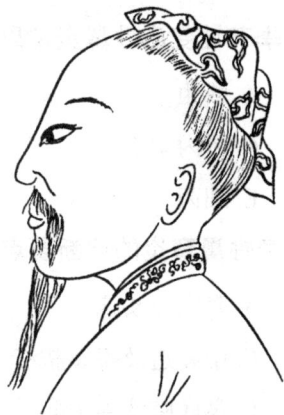

1. 以下疾病中有"臭鼻症"之称的是：

    A. 慢性单纯性鼻炎

    B. 慢性肥厚性鼻炎

    C. 萎缩性鼻炎

    D. 干酪性鼻炎

    E. 急性鼻炎

2. 引起急性鼻炎的病原微生物主要是：

    A. 鼻病毒、腺病毒   B. EB 病毒

    C. 柯萨奇病毒   D. 单纯疱疹病毒

    E. 呼吸道合胞病毒

3. 变应性鼻炎的发病机制属于哪种：

    A. Ⅰ型变态反应   B. Ⅱ型变态反应

    C. Ⅲ型变态反应   D. Ⅳ型变态反应

    E. Ⅴ型变态反应

4. 以下不属于慢性肥厚性鼻炎的是：

    A. 鼻塞是持续性的   B. 下鼻甲增厚呈桑椹状

    C. 对麻黄碱收缩反应好   D. 可行下鼻甲硬化剂注射治疗

    E. 下鼻甲呈硬实感，不易出现凹陷

5. 急性鼻窦炎时头痛有一定的时间性，其原因与以下哪项有关：

    A. 发热   B. 神经调节反射

    C. 窦口位置与体位引流的关系   D. 用药反应

    E. 细菌感染

6. 以下哪种药液滴鼻可治疗萎缩性鼻炎：

    A. 3% 酚甘油   B. 4% 硼酸乙醇

    C. 1% 肾上腺素   D. 3% 双氧水

    E. 复方薄荷脑油

7. 季节性变应性鼻炎常见的变应原是：

    A. 螨虫   B. 花粉

    C. 屋内尘土   D. 羽毛

    E. 细菌

8. 急性鼻窦炎的诊断要点：

    A. 鼻窦＋头痛   B. 总鼻道脓液＋头痛

    C. 中鼻道及嗅裂脓液＋鼻窦体表触痛   D. 鼻窦＋发热

    E. 鼻底脓液＋头痛

9. 慢性单纯性鼻炎与慢性肥厚性鼻炎的主要鉴别点是：

    A. 头痛程度   B. 对 1% 麻黄碱的反应

    C. 闭塞性鼻音与开放性鼻音   D. 鼻分泌物性质

    E. 阵发性喷嚏的次数

10. 变态反应性鼻炎主要的治疗方法：

    A. 激光治疗   B. 手术治疗

    C. 抗组胺药及皮质激素   D. 封闭治疗

    E. 抗生素治疗

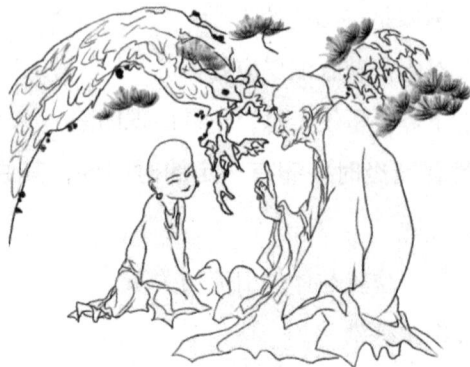

编著者名单

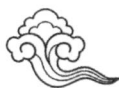

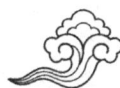

主　编　金　瑛（衢州市中医医院）

副主编　陈　伟　叶茜茜

编　者　付桃芳　刘金泠

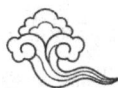

内 容 提 要

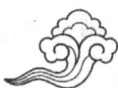

　　常见鼻炎包括急性鼻炎、慢性单纯性鼻炎、慢性肥厚性鼻炎、干燥性鼻炎、萎缩性鼻炎、变异性鼻炎等。全书讲解每一种鼻炎皆从门诊病历入手，阐述其诊断要点以及鉴别诊断，分别从中、西医角度分析疾病的病因病机、临床表现、治疗原则；详细介绍中医中药独具特色的治疗方法；还简略介绍了西医西药治疗疾病的方法；中医中药特效治疗方法包括经典古方、名家名方、中成药、中药敷贴疗法、拔罐疗法、刮痧疗法、针刺疗法及生活起居指导。

　　本书可为基层医师借鉴学习，又可为中医药爱好者及患者、家属了解此病提供参考。

前 言

鼻炎尤其慢性鼻炎、过敏性鼻炎（AR）等发病率不断升高。虽然从循证医学的角度认为运用激素、抗过敏药、减充血药等有一定的临床治疗价值，但仍然无法根治。此外，长期运用激素等治疗的不良反应不可避免，对于合并其他病症的，特别是老年萎缩性鼻炎、小儿过敏性鼻炎、药物性鼻炎等治疗缺乏整体原则和指导。

中医药及针灸均是中医学的重要组成部分。中医认为脏腑辨证、脏腑与精、气、津、液、血、皮肤、五官的整体防病治病原理，"标本兼治""治病求本"策略以及"冬病夏治"原则等对鼻炎的防治都有着积极的指导作用。

至今一些经典处方（如银翘散、清燥救肺汤等）仍在治疗鼻炎领域中发挥重要作用。中国针灸已成为世界非物质文化遗产，是疗效显著且无不良反应的绿色疗法，深受广大患者好评。鉴于此，笔者从着力提高鼻炎的防治疗效出发，长期探索：中医药在防治鼻炎领域到底有哪些优势和特色？可否从中药资源、经典处方、针灸治疗中挖掘出治疗鼻炎的有效方法？笔者在日常临证中也常遇到因惧怕激素不良反应拒绝西药治疗的过敏性鼻炎发作期患者，运用针灸结合中药治疗均很好地控制了病情的发作。

本书着重抓住特色，围绕案例，着力实用。从经典名方运用、老中医经验名方介绍、中药敷贴、针灸治疗、饮食运动疗法等对常见鼻炎的中医特色治疗作一介绍，全书力求内容丰富、通俗易懂、简明扼要、易于应用，不但适合广大患者及其家属阅读，并可供基层医护人员参考。

本书编写过程中，参阅了许多文献资料，其中有许多观点为本书所引用，限于篇幅未加注明，在此深表谢意。承蒙南京中医药大学王启才教授的指导、

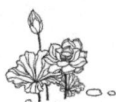

关心、支持和鼓励。付桃芳医师花了很大精力帮助整理校对，同时还得到我的研究生刘金泠、颜国伟、周彬、曹莉的积极协助和衢州市中医医院领导及针灸科同仁的大力支持，在此深表感谢。

　　由于时间仓促，书中可能存在疏漏之处，谨望医学同道和广大读者批评指正。

金　瑛

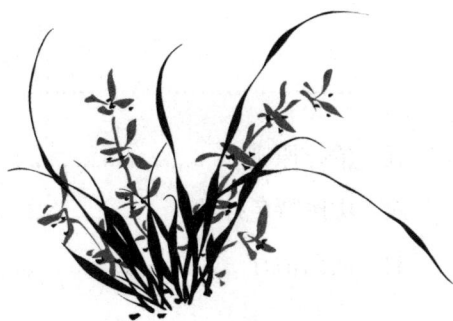

目 录

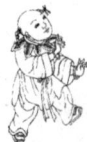

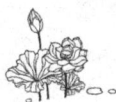

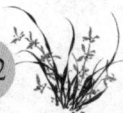

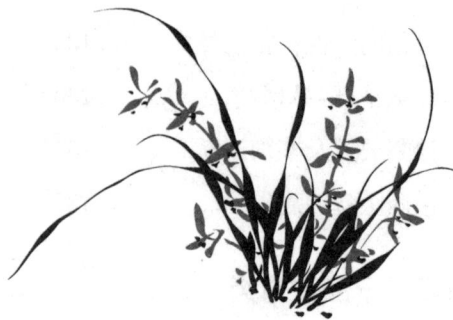

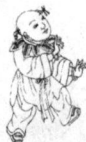

第 1 章

急性鼻炎

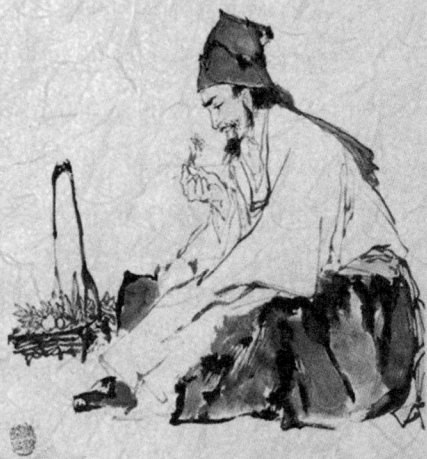

一、陈女士孙女得"急性鼻炎"

陈女士诉说孙女小美6岁，3天前开始流大量白色清鼻涕伴打喷嚏，2天后出现头晕、流大量清鼻涕伴咳嗽、鼻塞。在家服用板蓝根冲剂2天未见好转，故带孙女来县中医院看病。医生询问陈女士小美的发病过程，给小美做了一些检查。检查结果显示：鼻腔充血，一边鼻腔黏膜红肿，鼻窦按压不痛，咽充血，体温36.8℃，肺部听诊正常。医生告诉陈女士，您孙女患了"急性鼻炎"，俗称"伤风"，主要由病毒引起的。

急性鼻炎的临床表现：流鼻涕

二、什么是急性鼻炎

急性鼻炎是鼻腔黏膜的急性感染性炎症。俗称"伤风"或"感冒"，病程7～10天，但与流行性感冒有别，故又称为普通感冒。此病系流行性疾病，全年均可发生，但以秋、冬、春之交，气候变化不定的季节最盛。感染后有一定的潜伏期、病期、恢复期及免疫期，故列为一独立疾病。本病常并发咽、喉及气管等上呼吸道炎症。感冒其实包括鼻、咽及喉的急性炎症，常为单发，亦有综合发病，故有人称感冒为一种综合征。

急性鼻炎常作为感冒的首发或继发症状，故有人常把感冒与急性鼻炎等同。严格地说，急性鼻炎应称为鼻感冒。感冒之后，仅有短暂的免疫期，有易病倾向者常反复发生。中医称为"伤风鼻塞"，是由卫表不固、感受风邪、肺气失宣所致。常因感冒诱发出现急性鼻炎，可反复发作。

三、诊断要点及鉴别诊断

（一）急性鼻炎的诊断要点

急性鼻炎一般潜伏期为1～3天，整个病程包括初期、中期、恢复期3个阶段。

（1）初期：数小时或1～2天。鼻内有干燥、灼热感，或异物感，痒感，少数病人眼结膜亦有异物感，患者畏寒，全身不适；鼻黏膜充血、发赤、干燥。

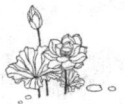

（2）中期：2～7天。此期出现鼻塞，逐渐加重，频频打喷嚏，流清水样鼻涕，伴嗅觉减退，说话时有闭塞性鼻音，还可能出现鼻出血；同时全身症状达高峰，如发热（大多为低热），倦怠，食欲缺乏，头痛等，如并发急性鼻窦炎则头痛加重。鼻黏膜弥漫性充血，肿胀，总鼻道或鼻腔底充满水样或黏液性分泌物。由于大量分泌物的刺激和炎性反应，鼻前庭可发生红肿、皲裂。

（3）恢复期：清鼻涕减少，逐渐变为黏液性，合并细菌感染时，鼻涕为脓性，全身症状逐渐减轻。如无并发症，7～10天后痊愈。而鼻黏膜的纤毛输送功能一般在8周左右方能完全恢复。

全身症状因个体而异，轻重不一，亦可进行性加重。多数表现全身不适、倦怠、头痛和发热(37～38℃)等。小儿全身症状较成人重，多有高热(39℃以上)，甚至惊厥，常出现消化道症状，如呕吐、腹泻等。

临床检查：鼻黏膜充血、肿胀，下鼻甲充血、肿大，总鼻道或鼻底有较多分泌物，初期为水样，以后逐渐变为黏液性、黏脓性或脓性。若无并发症，上述症状逐渐减轻乃至消失，病程7～10天。

（二）与急性鼻炎的鉴别诊断

（1）流感：全身症状重，如高热、寒战、头痛、全身关节及肌肉酸痛等。上呼吸道症状反而不明显。

（2）变应性鼻炎：常被误诊为急性鼻炎。本病表现为发作性喷嚏和清水涕，极少有持续超过半日以上。发作过后，一切恢复正常。无发热等全身症状。鼻腔分泌物细胞学检查、皮肤试验、鼻激发试验及特异性IgE抗体测定等有助于诊断。

（3）血管运动性鼻炎：症状与变应性鼻炎相似，发作突然，消退迅速，有

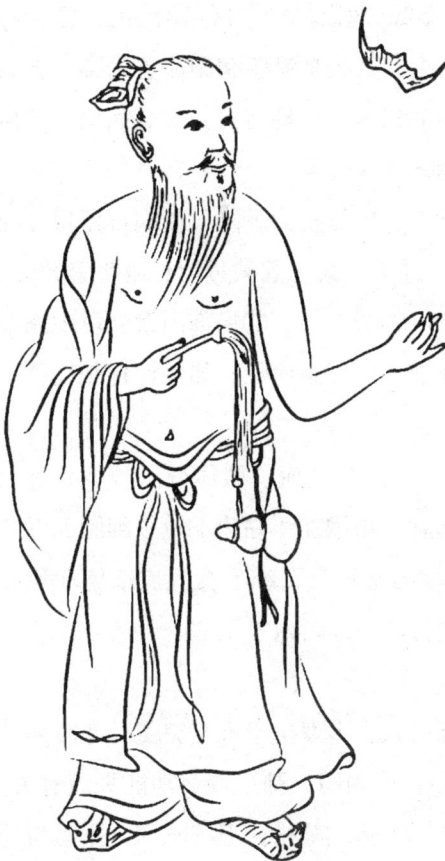

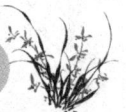

明显的诱因。

（4）急性传染病：常见呼吸道急性传染病如麻疹、猩红热、百日咳等早期可出现急性鼻炎症状。这类疾病除有急性鼻炎表现外，尚有其本身疾病的表现，且全身症状重，如高热、寒战、头痛、全身肌肉酸痛等。通过详细的体格检查和对病程的严密观察可鉴别之。

（5）鼻白喉：儿童病人要注意鉴别本病。鼻白喉有血涕、全身症状重，常并发咽白喉。

四、中西医病因病理

（一）西医认识

1. 病因

（1）病毒感染：是急性鼻炎的首要病因，或在病毒感染的基础上继发细菌感染。鼻腔分泌物多呈碱性，使溶菌酶活力降低，引起继发性细菌感染。已知有100多种病毒可引起本病，最常见的是鼻病毒，其次是流感和副流感病毒、腺病毒、冠状病毒、柯萨奇病毒及黏液和副黏液病毒等。传播方式主要是病毒飞沫传播，经呼吸道吸入，其次是通过被污染的物体进入机体。

（2）诱发因素：机体在某些诱因的影响下，致抵抗力下降，使病毒侵犯鼻腔黏膜。常见的诱因有：①全身因素，受凉、过于劳累、烟酒过度、维生素缺乏、内分泌失调或其他全身性慢性疾病（如心、肝、肾）等；②局部因素，鼻中隔偏曲、慢性鼻炎、鼻息肉等鼻腔慢性疾病；③邻近的感染病灶，如慢性化脓性鼻窦炎、慢性扁桃体炎等。

2. 病理　急性鼻炎早期主要为血管痉挛、黏膜缺血、腺体分泌减少。进而血管扩张、黏膜充血、水肿、腺体及杯状细胞分泌增加，黏膜下单核细胞和吞噬细胞浸润。继发细菌感染者，黏膜下中性粒细胞浸润，纤毛及上皮细胞坏死脱落。恢复期上皮及纤毛细胞新生，纤毛功能与形态逐渐恢复正常。

（二）中医认识

从中医角度看急性鼻炎主要是感受风邪所致，多发生于天气突变、寒暖失常之时。而风邪之所以侵袭人体，则往往又与正气强弱、肺卫调节功能失健有关。若生活起居失常，冷暖不调；或过度疲劳之后，腠理疏松，卫气不固，则易为外

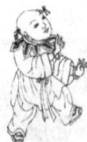

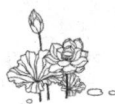

邪所客，内外因相应而发病。

1. 风寒犯鼻　肺开窍于鼻，外合皮毛，若腠理疏松，卫气不固，风冷之邪伺机外袭，皮毛受邪，内犯于肺，肺为冷邪所遏，清肃变态，邪毒上犯鼻窍。风邪犯肺，肺气不宣，鼻窍不利，故鼻塞不通，寒邪侵鼻故鼻流清涕。黏膜肿胀，风寒外束肌表，卫表失常，故见恶寒、发热、头痛、无汗、口不渴等症状，风寒犯肺，故咳嗽频作，吐稀冷痰，苔薄白、脉浮数为外感风寒之候。

2. 风热犯鼻　风热之邪，从口鼻而进，风热上受，首先犯肺，或风寒之邪束表，郁而化热犯肺，以致肺失清肃，治节失司，肺气不宣，邪毒停聚鼻窍。风热外袭，肺失宣降，风热上扰鼻窍，故见鼻塞较重、鼻黏膜色红肿胀、鼻流黄涕、鼻痒气热、喷嚏时作；风热犯肺，肺气上逆，故咳嗽痰黄；全身症状如发热、恶风、头痛、咽痛、舌质红等均为风热犯肺所致。

五、治疗原则

1. 西医　①急性期以支持疗法和对症疗法为主，多采用抗生素等控制感染，并结合血管收缩药滴鼻缓解症状来进行治疗。切忌用力擤鼻、防止发生并发症；②在末期为使鼻分泌物排出，可用温生理盐水冲洗鼻腔。

2. 中医　风寒犯鼻，治以辛温通窍，疏散风寒；风热犯鼻，治以辛凉通窍，疏风清热。

六、中医特色疗法

（一）内治法

1. 经典古方

（1）银翘散

［来源］《温病条辨》。

吴鞠通："本方谨遵《黄帝内经》'风淫于内，治以辛凉，佐以苦甘；热淫于内，治以咸寒，佐以甘苦'之训；又宗喻嘉言芳香逐秽之说，用东垣清心凉膈散，辛凉苦甘，病初起，且去入里之黄芩，勿犯中焦；加银花辛凉，芥穗芳香，散热解毒，牛蒡子辛平润肺，解热散结，除风利咽，皆手太阴药也……此方之妙，预护其虚，纯然清肃上焦，不犯中下，无开门缉盗之弊，有清以去实之能，

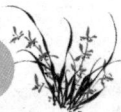

用之得法，自然奏效。"

[组成] 连翘一两（9克），银花一两（9克），苦桔梗六钱（6克），薄荷六钱（6克），竹叶四钱（4克），生甘草五钱（5克），荆芥穗四钱（5克），淡豆豉五钱（5克），牛蒡子六钱（9克）。

[用法] 上杵为散，每服6钱，鲜芦根（另采）汤煎，香气大出，即取服，勿过煮。肺药取轻清，过煮则味厚而入中焦矣。病重者，约二时一服，日三服，夜一服；轻者三时一服，日二服，夜一服；病不解者，作再服。（现代用法：按原方比例酌情增减，改作汤剂，水煎服；亦可制丸剂或散剂服用）。

[主治] 急性鼻炎（风热犯鼻）。

[方解] 温病初起，邪在卫分，卫气被郁，开合失司，故发热、微恶风寒、无汗或有汗不畅；肺位最高而开窍于鼻，邪自口鼻而入，上犯于肺，肺气失宣，则见咳嗽；风热搏结气血，蕴结成毒，热毒侵袭肺系门户，则见咽喉红肿疼痛；温邪伤津，故口渴；舌尖红，苔薄白或微黄，脉浮数均为温病初起之佐证。治宜辛凉透表，清热解毒。方中银花、连翘气味芳香，既能疏散风热，清热解毒，又可辟秽化浊，在透散卫分表邪的同时，兼顾了温热病邪易蕴结成毒及多夹秽浊之气的特点，故重用为君药。薄荷、牛蒡子辛凉，疏散风热，清利头目，且可解毒利咽；荆芥穗、淡豆豉辛而微温，解表散邪，此二者虽属辛温，但辛而不烈，温而不燥，配入辛凉解表方中，增强辛散透表之力，是为去性取用之法，以上四药俱为臣药。芦根、竹叶清热生津；桔梗开宣肺气而止咳利咽，同为佐药。甘草既可调和药性，护胃安中，又合桔梗利咽止咳，是属佐使之用。本方所用药物均系清轻之品，加之用法强调"香气大出，即取服，勿过煎"，体现了吴氏"治上焦如羽，非轻莫举"的用药原则。

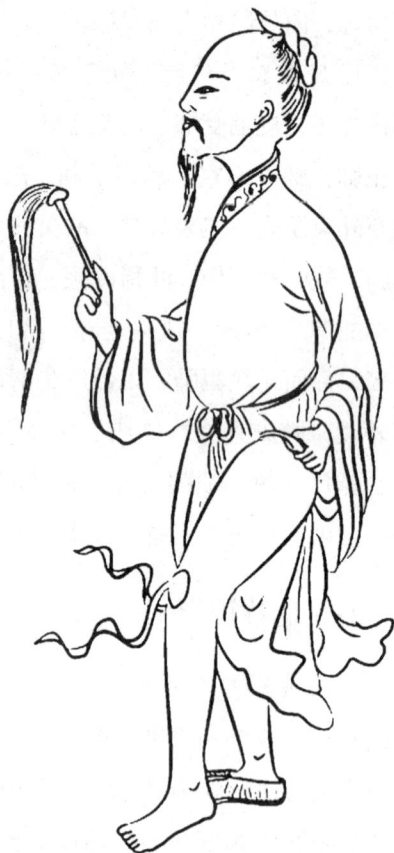

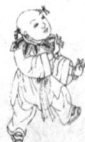

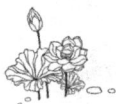

（2）辛夷散（别名辛夷汤）

[来源]《重订严氏济生方·鼻门·鼻论治》"辛夷散治肺虚，风寒湿热之气加之，鼻内壅塞，涕出不已，或气息不通，或不闻香臭。"

[组成]辛夷仁、细辛（洗去土、叶）、藁本（去芦）、升麻、川芎、木通（去节）、防风（去芦）、羌活（去芦）、甘草（炙）、白芷各等份。

[用法]上为细末。每服6克，食后用茶清调服。

[主治]急性鼻炎（风寒犯肺）。

[方义]

①《医方考》：鼻者，气之窍，气清则鼻清，气热则鼻塞，热盛则塞盛，此息肉之所以生也。故治之宜清其气。是方也，辛夷、细辛、川芎、防风、藁本、升麻、白芷，皆轻清辛香之品也，可以清气，可以去热，可以疏邪，可以利窍；乃木通之性，可使通中；甘草之缓，可使泻热。

②《医方集解》：此手太阴足阳明药也。燥火内焚，风寒外束，血气壅滞，故鼻生息肉而窍室不通也。辛夷、升麻、白芷辛温轻浮，能引胃中清气上行头脑；防风、藁本辛温雄壮，亦能上入巅顶，胜湿祛风；细辛散热破结，通精气而利九窍；川芎补肝润燥，散诸郁而助清阳，此皆利窍升清、散热除湿之药；木通通中，茶清寒苦，以下行泻火；甘草和中，又以缓其辛散也。

（3）通窍汤

[来源]明·龚信《古今医鉴·卷九鼻病》："通窍汤（按此方治不闻香臭之剂）治感风寒，鼻塞声重流涕。"

[组成]防风、羌活、藁本、升麻、干葛、川芎、苍术各3克，麻黄、白芷各1.5克，川花椒、细辛、甘草各0.9克。

[用法]上药加生姜3片，葱白1根，水煎，热服。

[功用]散寒通窍。

[主治]急性鼻炎（风寒犯肺）。

2. 名家名方

（1）干祖望：鼻渊合剂

[组成]苍耳子10克，辛夷6克，鸭跖草10克，薄荷6克，桑叶10克，芦根10克，白芷6克。功能：疏风清热，排脓消炎。

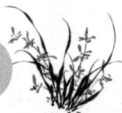

［用法］以上为一天量。制成合剂，100 毫升，成人每天 2 次，每次 50 毫升，儿童减半。如病情严重者，一天用二天量、效果更佳。

［加减］一般症状，用此制剂已足够。如症候群中的某一方面突出者，原方改用水剂。如头痛严重（一般鼻窦炎，仅为钝痛），涕出脓黄厚浊者，加夏枯草、菊花，甚或龙胆草。如鼻塞难通及嗅觉障碍（须以潴涕排空时为准）者，加石菖蒲、路路通；涕清白而多者，加诃子肉、石榴皮；涕中挟血者，加茜草、赤芍；发现有息肉者，最好佐以手术。

［主治］慢性鼻窦炎急性发作，急性鼻窦炎。对慢性鼻窦炎，虽有疗效但不稳定。

［方解］干祖望是中医耳鼻喉学科的创业人之一，现任南京中医药大学教授，兼任中华全国中医耳鼻喉科学会主任委员，鼻渊合剂是他多年的经验方，以《三因方》之苍耳子散中的苍耳子、薄荷、白芷、辛夷四味为基础，治疗急性鼻窦炎，其疗效是经得起考验的。再加《千金方》苇茎汤的芦根，用以清肺胃，化痰逐瘀；鸭跖草润肺清热来消除化脓性炎症。《黄帝内经》素有"胆热移脑"之说，用桑叶以清肝胆风热，更引药入经。

（2）和贵章：通窍排脓汤

［组成］菊花 10 克，僵蚕 10 克，天麻 10 克，川芎 10 克，辛夷 10 克，青葙子 10 克，藁本 10 克，荆芥 10 克，元参 10 克，川贝母 10 克，生牡蛎 30 克（包煎），白芷 10 克。

［用法］每日 1 剂，水煎两次，早、晚分服，3 天为 1 个疗程。一般病人在初服 1 天，即感头痛、鼻塞症状减轻（个别病人头痛症状反而加重），服药 2～3 天即能咯出或擤出鼻腔深部的腐脓物或新生的炎性分泌物，色泽、大小、量根据病人不

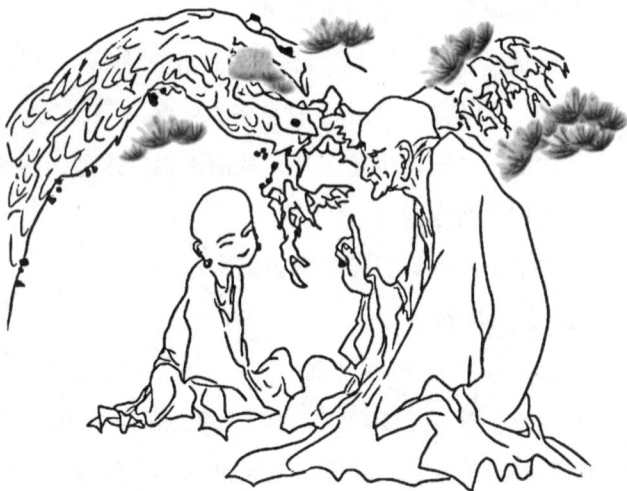

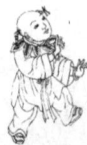

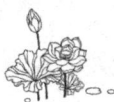

同有异，头痛症状基本消失，效果显著。

[主治]急、慢性化脓性鼻窦炎，重症鼻渊。

[方解]通窍排脓汤是河南中医学院和贵章教授临床多年的治疗经验方，方中元参入肺经，清肺家燥热，解毒消炎；贝母润肺散结，化痰排脓；牡蛎化痰、软坚疗喉痹，三者合用共收清肺解毒、除痰排脓、除障通窍之效；僵蚕入心、肝、脾、肺四经，祛风清热化痰，散结行经，蠲毒以助通窍；白芷辛温，入肺、脾、胃经，辛香除风燥湿，治鼻渊痈疽疮疡，消肿止痛；青葙子苦，微寒，清肝火，散风热，通肝窍；荆芥祛风开窍；藁本性温，味苦辛，治痈疽内塞及各种头痛；天麻息风治偏头痛；川芎活血行气，搜风止痛；菊花，甘，苦平，入肝、脏、肾三经，清热祛风，明目解毒；辛夷主入鼻窍，味辛，可醒鼻开窍，并引药直达病所，以消肺之热，通其郁，散其结，排其脓，利其窍，而诸经通头痛得祛。是病为热郁毒伏，湿浊结聚，是方乃温凉并用，故用凉以清热，温以化浊，辛以升散之药，使邪毒清，痰浊化，顽症除，复清窍之性，则鼻耳咽诸症自除矣。

3. 秘验单偏方

（1）蒜：大蒜能降低胆固醇水平及高血压，起作用是独特辛辣味的大蒜素。据研究，蒜头中所含蒜氨酸和蒜酶，各自存在互不相干，浸醋后在渗出蒜酶的作用下，蒜氨酸分解，生成有挥发性的无色油状液体即为大蒜辣素。日本学者研究发现大蒜中富含天然抗癌的微量元素硒和锗，有较强的抗癌效应。适宜急性鼻炎以及病毒或细菌感染的其他各类鼻炎。

①将大蒜一瓣捣烂，用干净的豆包布包好，挤压出蒜汁滴入每个鼻子孔内两滴（当时刺激得很痛）再用手压几下鼻翼使其鼻孔内都能粘敷到蒜汁，轻者一次，重者二次即愈（大蒜刺激性强，请从微量试起；大蒜过敏者禁用）。

②将蒜削除根皮装入酒坛中再灌满醋浸没蒜瓣为止，然后密封。1个月后启封，边食蒜、边用小口瓶装上蒜醋，每晚对准双鼻熏半小时。能治疗过敏性鼻炎。注：此外，醋有四大作用：a.解除疲劳。b.预防动脉硬化。c.杀灭病原菌。d.美容。

（2）葱：适宜急性鼻炎和其他各类鼻炎。

①葱适量。制法：将葱捣烂取汁。用法：每晚用药棉蘸葱汁，轮流塞鼻内。

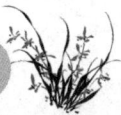

②新鲜生葱，洗净，取葱白，捣烂，放几小团指甲盖大小的药棉浸葱汁备用。治疗时先用棉签蘸淡盐水清洁鼻孔，然后将浸了葱汁的小棉花团塞入鼻孔内，保持数分钟，一开始感到刺鼻，渐渐会失去刺激性，当效力消失后再换新棉团。

每次如此塞 0.5～1 小时。每天 2～3 次，为方便可多备些葱汁，用保鲜膜密封保存。

（3）菊花 10 克，栀子花 10 克，薄荷 3 克，葱白 3 克，蜂蜜适量。制法：将上述药物用沸水冲泡，取汁加蜂蜜调匀。用法：代茶频饮，每日 1 剂，连用 3～5 日。适应证：急性鼻炎。

（4）葱须 20 克，薄荷 6 克，蔓荆子 15 克。制法：上述药物加水煎，取汁即可。用法：代茶饮用，每日 1 剂。适应证：急、慢性鼻炎。

（5）生姜 9 克，大枣 9 克，红糖 70 克。制法：上述药物加水煎，取汁即可。用法：代茶饮用，每日 1 剂，连用 3～5 日。适应证：急性鼻炎。

（6）炙甘草姜汤：炮姜 10 克，炙甘草 20 克。制法：上述药物加水煎，取汁即可。用法：早、晚分服，每日 1 剂。适应证：急性鼻炎。

（7）白芷细辛汤：白芷、辛夷各 15 克，水煎 2 次，混合后分 2 次服，每日 1 剂。

（8）白芷 30 克，薄荷、辛夷各 15 克，苍耳子（炒）7.5 克。共研为末，每次服 6 克，每日 6 克，每日 3 次，用葱、茶汤送服。

（9）菊花 10 克，栀子花 10 克，薄荷 3 克，葱白 3 克，蜂蜜适量。制法：将上述药物用沸水冲泡，取汁加蜂蜜调匀。用法：代茶频饮，每日 1 剂，连用 3～5 日。适应证：急性鼻炎。

（10）姜枣红糖水：生姜 9 克，大枣 9 克，红糖 70 克。制法：上述药物加水煎，取汁即可。用法：代茶饮用，每日 1 剂，连用 3～5 日。适应证：急性鼻炎。

（11）菊花、白芷各 10 克，大葱、鲜姜各 50 克。将大葱洗净切碎，鲜姜切丝，与上药共煎 10 分钟，去渣趁热服下，早、晚各 1 次，连服 5～7 天。

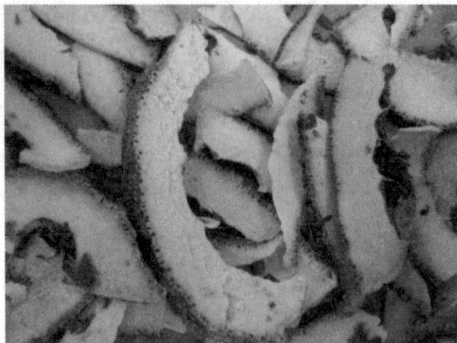

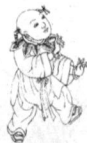

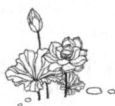

4. 中成药

（1）复方熊胆通鼻喷雾剂

［成分］苍耳子（炒）、熊胆粉、白芷、白矾（煅）、玄明粉、薄荷脑、冰片。辅料为山梨酸、乙醇、甜蜜素。

［性状］本品为棕黄色或黄色的液体；气芳香，味辛凉、微苦。

［功能主治］疏风通窍。适用于急性鼻炎之鼻塞，流涕。

［用法用量］鼻腔喷雾给药。取下帽罩，摇匀药液，将喷头置于鼻腔内，按下喷头，喷入鼻腔内，每日 4 ～ 6 次，每次每侧 2 ～ 4 揿（0.15 ～ 0.3 毫升），每日给药总量小于 3 毫升，3 天为 1 个疗程。

［不良反应］个别人感觉有轻微刺激性。

［注意事项］孕妇及哺乳期妇女禁用。

（2）鼻炎片

［成分］苍耳子、辛夷、防风、连翘、野菊花、五味子、桔梗、白芷、知母、荆芥、甘草、黄柏、麻黄、细辛。辅料为硬脂酸镁、糊精、乙醇、薄膜包衣料。

［性状］本品为薄膜衣片，除去包衣后显棕色；气香，味苦。

［功能主治］祛风宣肺，清热解毒。用于急、慢性鼻炎风热蕴肺证，症见鼻塞、流涕、发热、头痛。

［用法用量］口服。每次 2 片，每日 3 次。

［注意事项］忌烟酒、辛辣、鱼腥食物；不宜在服药期间同时服滋补性中药；高血压、心脏病患者慎服；有肝病、糖尿病、肾病等慢性病者应在医师指导下服用；儿童、孕妇、哺乳期妇女、年老体弱、脾虚便溏者应在医师指导下服用。

（3）银翘解毒颗粒

［成分］金银花、连翘、薄荷、荆芥、淡豆豉、牛蒡子（炒）、桔梗、淡竹叶、甘草。

［性状］本品为浅棕色的颗粒；味甜、微苦。

［功能主治］疏风解表，清热解毒。用于风热感冒，症见发热头痛、咳嗽口干、咽喉疼痛。适宜急性鼻炎。

［用法用量］开水冲服，每次 5 克，每日 3 次。

［注意事项］不宜在服药期间同时服用滋补性中药；风寒感冒者不适用；糖

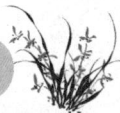

尿病患者及有高血压、心脏病、肝病、肾病等慢性病严重者应在医师指导下服用。

（4）板蓝根冲剂

［成分］板蓝根。辅料为蔗糖、糊精。

［性状］本品为棕色或棕褐色的颗粒；味甜，微苦。

［功能主治］清热解毒，凉血利咽。用于肺胃热盛所致的咽喉肿痛、口咽干燥；急性扁桃体炎见上述证候者。急性鼻炎。

［用法用量］口服，每次 1 ～ 2 袋，每日 3 ～ 4 次。

［注意事项］忌烟酒、辛辣、鱼腥食物；不宜在服药期间同时服用滋补性中药。

（5）鼻炎滴剂

［成分］金银花、辛夷油、冰片、黄芩苷、盐酸麻黄碱。辅料为亚硫酸氢钠、苯甲醇、聚山梨酯 80。

［性状］本品为黄棕色的澄清液体。

［功能主治］散风，清热，通窍。用于风热蕴肺型急慢性鼻炎。

［用法用量］喷入鼻腔内，每次 1 ～ 2 揿，每日 2 ～ 4 次。

（二）外治法

1. 理疗　超声雾化吸入疗法。超声波雾化器是应用超声波声能，将药液变成细微的气雾，由呼吸道吸入，达到治疗目的，其特点是雾量大小可调节，雾滴小而均匀（直径在 5 微米以下），药液随着深而慢的吸气被吸入终末支气管及肺泡。又因雾化器电子部分能产热，对雾化液有加温作用，使病人吸入温暖、舒适的气雾。

其原理是当超声波发生器输出高频电能，使水槽底部晶体换能器发生超声波声能，声能震动了雾化罐底部的透声膜，作用于雾化罐内的液体，破坏了药液的表面张力和惯性，使药液成为微细的雾滴，通过导管随病人吸气而进入呼吸道。

雾化吸入是目前治疗鼻炎和咽炎局部用药的常用方法，通过雾化器将药物和水超声雾化成雾状颗粒，经口腔和呼吸道吸入，同时起到湿热敷的作用，可直接与鼻咽部黏膜接触，吸收充分，作用快捷，能最大限度地发药物作用。超声雾

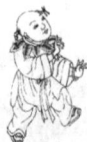

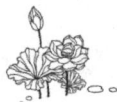

化还能将药物和水分阴离子化，当阴离子10万～100万个/平方厘米时有预防和治疗作用，可提高巨噬细胞的功能。药物直接作用于患处，有效提高了局部药物浓度，使药效快而明显。结合不同的药物可以治疗各类鼻炎，每天1次，每次20分钟，5天为1个疗程。

［试剂］鱼腥草溶液、地塞米松、蒸馏水。

［仪器］402型超声雾化器。

［操作方法］将鱼腥草溶液10毫升，地塞米松5毫克，加适量蒸馏水共同倒入超声雾化器药杯中，使用"贝壳式"吸入接头，对准患者的鼻孔，雾化吸入鼻腔，每次15～20分钟，每日1～2次，6次为1个疗程。

［主治］急性鼻炎［何庆文，余友玲.鱼腥草雾化治疗急性鼻炎30例临床观察.武汉职工学院学报，1998，26（3）：20-22］。

2. 按摩疗法

1）躯体腧穴按摩治疗急性鼻炎

［手法］

（1）按揉法：用拇指端或指腹或手掌按压体表或穴位并揉之的方法。

①拇指按揉法：用拇指端或指腹按压并揉动穴位（图1-1A）。

②屈拇指按揉法：用拇指间关节按压并揉动穴位（图1-1B）。

③屈示指按揉法：用示指指间关节按压并揉动穴位或一定体表部位（图1-1C）。

④示中指按揉法：用示、中指指腹按压并揉动一定体表部位（图1-1D）。要领：用力要由轻而重轻，配合重心的移位；忌用暴力。

（2）擦法：手掌自然伸直，手指微上翘，掌根部紧贴皮脸，做直线往返摩擦，反复操作，以皮肤发热为度，切勿擦破皮肤。

①小鱼际擦法：用手附着在一定部位上，进行直线来回摩擦（图1-2A）。

②掌根擦法：用掌根部紧贴皮肤，做直线往返摩擦的方法（图1-2B）。要领：a.腕关节伸直，使前臂与手接近相平。b.紧贴体表。c.推动幅度要大。d.涂抹按摩油。e.频率为每分钟100～120次。

（3）拿捏法：以单手或双手的拇指与其他四指相对握住并提拿局部肌肉或肌筋并微用力捏的方法。拇指与其余四指握住施术部位，用手指指腹着力，同时提

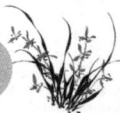

拿手法要稳而柔和，力度适中，切勿用指尖掐损皮肤（图1-3）。动作缓和有连贯性；频率为每分钟60～80次。

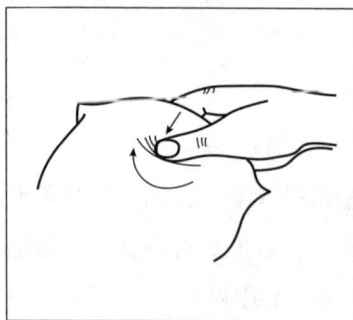

A.拇指按揉法

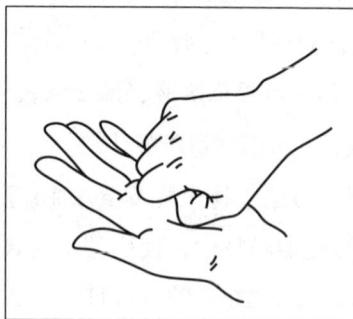

B.屈拇指按揉法

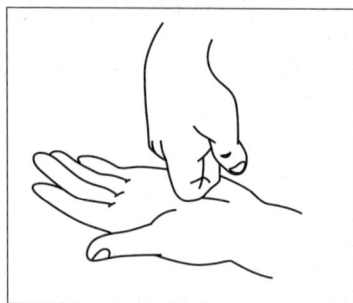

C.屈示指按揉法

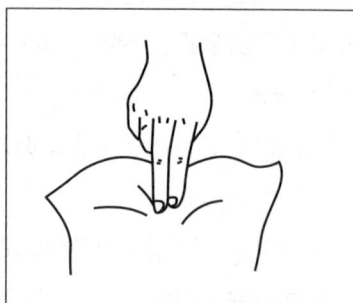

D.示中指按揉法

图1-1 按揉法

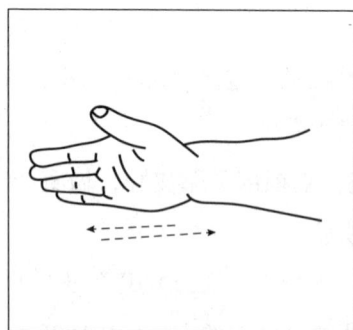

A.小鱼际擦法

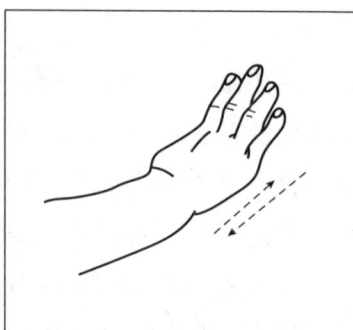

B.掌根擦法

图1-2 擦法

（4）抹法：用单手拇指螺纹面紧贴皮肤，做上、下或左、右往返移动。

①拇指抹法：用拇指指腹在前额部抹动（图1-4A）。

②掌抹法：用大、小鱼际在颈部侧面做抹动（图1-4B）。手法要往返方向抹

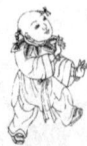

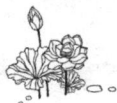

动，紧贴体表；用力要轻而不浮，重而不滞。

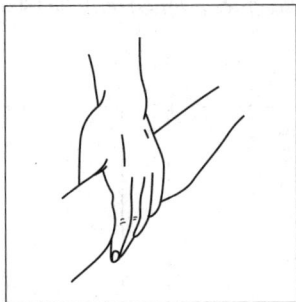

图1-3 拿捏法

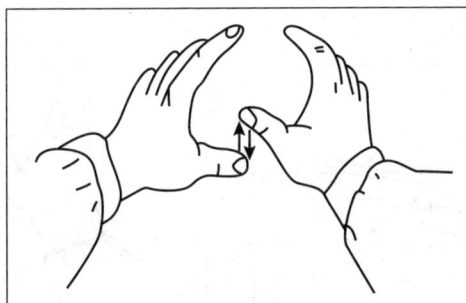

A. 拇指抹法

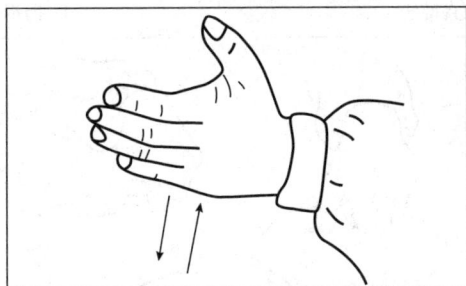

B. 掌抹法

图1-4 抹法

（5）推法：用手或拳在体表做直线缓慢运动。

①拇指直推法：用拇指指腹在颈项、手、足等部位做推动或双指重叠加力（图1-5A）。

②全掌直推法：用全掌着力于背部、腰或四肢处做推动，力量深透，单方向直线推进（图1-5B）。

③掌根直推法：用掌根作用于脊椎两侧或腰部向前推（图1-5C）。

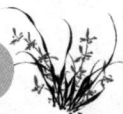

④拇指力推法：用双手的拇指或多指按压在施治部位上，向两侧相反的方向滑动（图1-5D）。手法要紧贴体表，带动皮下肌肉组织；单方向直线缓慢运动；局部涂抹按摩油。

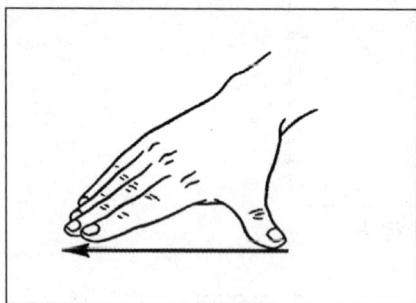

A. 拇指直推法

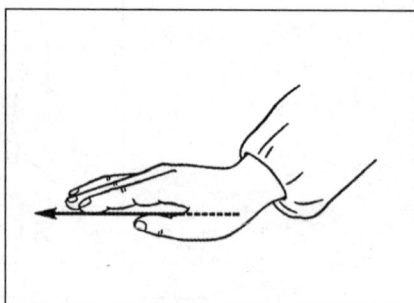

B. 全掌直推法

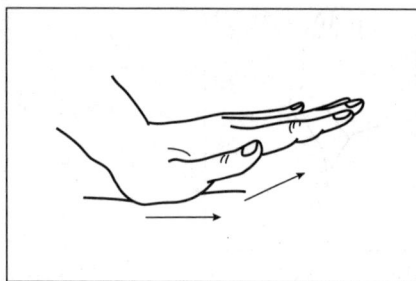

C. 掌根直推法

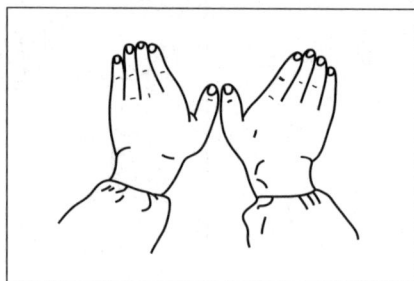

D. 拇指力推法

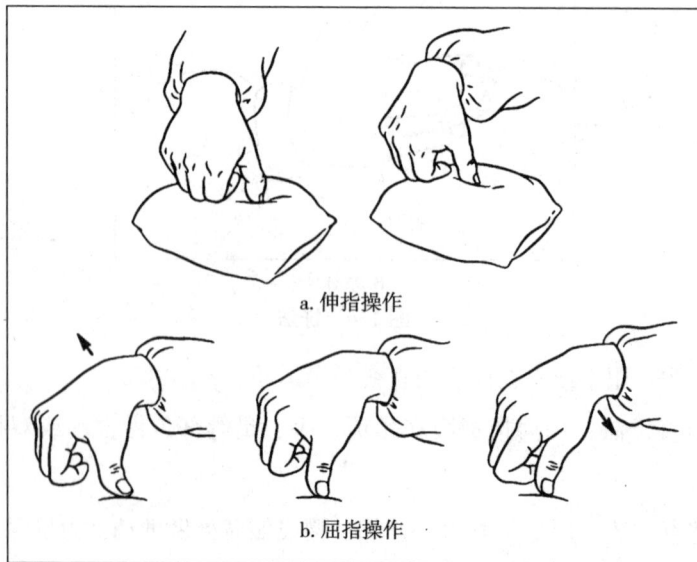

a. 伸指操作

b. 屈指操作

E. 一指禅推法

图1-5 推法

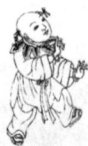

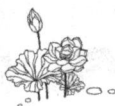

⑤一指禅推法：以拇指指腹或偏峰着力于机体的一定部位或循经络稍施压力，往返并有节律推进向前（图1-5E）。

（6）揉法：用手指或手掌在体表穴位处揉动。

①指揉法：用拇指指腹或示、中指指腹揉动体表的穴位（图1-6A）。

②掌揉法：用全手掌在体表的腰、腹、四肢等处揉动，又可分为大鱼际揉法、掌根揉法（图1-6B）。要领紧贴体表，带动皮下肌肉组织；腕部放松，以肘部为支点；前臂做主动摆动，带动腕部做轻柔缓和的摆动。频率为每分钟120～160次。

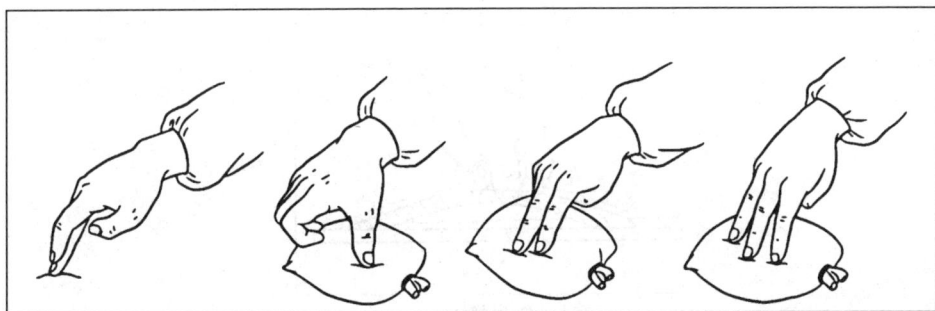

A. 指揉法

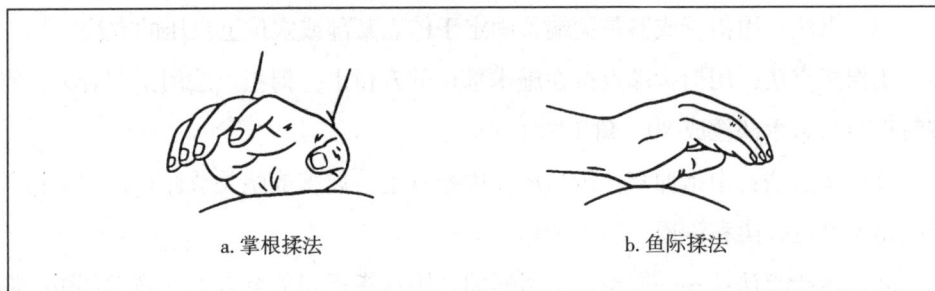

a. 掌根揉法　　　　　　　　　b. 鱼际揉法

B. 掌揉法

图1-6　揉法

（7）弹法：用指端着力在患者肌腱上施用弹动的手法。

①拇指弹法：用拇指指端着力弹患者肌腱的方法（图1-7A）。

②钩弹法：指关节屈曲指端勾点肌腱而后弹拨（图1-7B）。

③提弹法：又称筋法。用手指相对用力捏拿患者某一肌筋提起弹动的方法（图1-7C）。手法要弹如弹弦，着力平稳；快而不急，缓而连贯，动作协调。

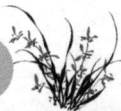

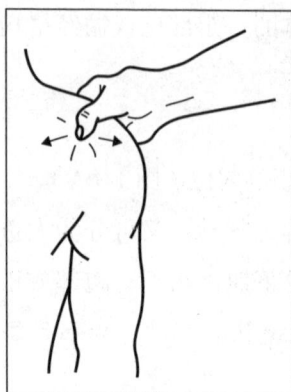
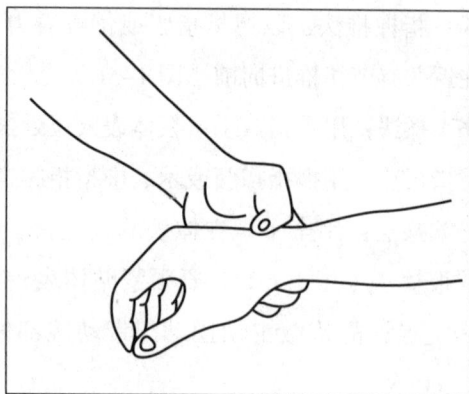

A.拇指弹法　　　　　　　　　　　　B.钩弹法

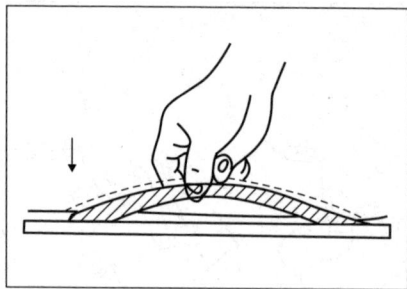

C.提弹法

图 1-7　弹法

（8）点法：用指端或器具尖端，固定于体表某部或穴位上点压的方法。

①拇指点法：用拇指端点按在施术部位的穴位上。拇指点法用指端着力，点按时拇指与施术部位成 80° 角（图 1-8A）。

②中指点法：中指伸直，示指压在中指背上，屈腕或腕关节伸直，用中指端点按施术部位，柔和深透（图 1-8B）。

③屈示指点法：一手握拳，示指屈曲，用示指指间关节着力于施术部位（图 1-8C）。

④屈拇指点法；一手捏拳，拇指屈曲，用拇指指间关节着力于施术部位（图 1-8D）。手法要求指端着力，柔和深透；定而不移。

［常规取穴］

（1）搓掌温鼻（图 1-9）

（2）太阳：在耳郭前面，在颞部（前额两侧），当眉梢和外眼角的中点向后大约 0.5 寸的凹陷处（图 1-10）。按摩用两指由鼻两侧起推抹至太阳穴 20 次。

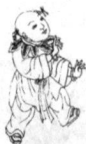

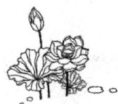

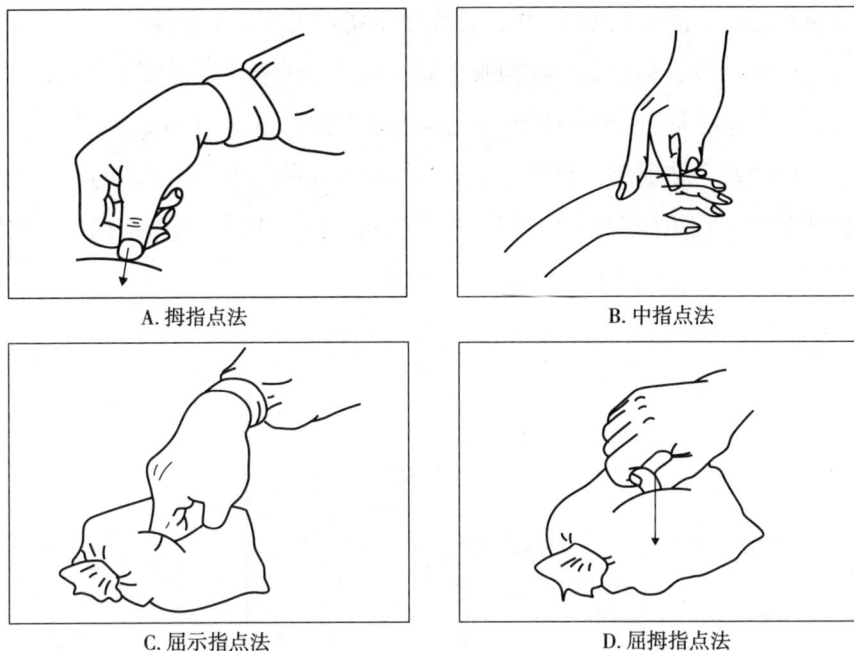

A. 拇指点法

B. 中指点法

C. 屈示指点法

D. 屈拇指点法

图 1-8　点法

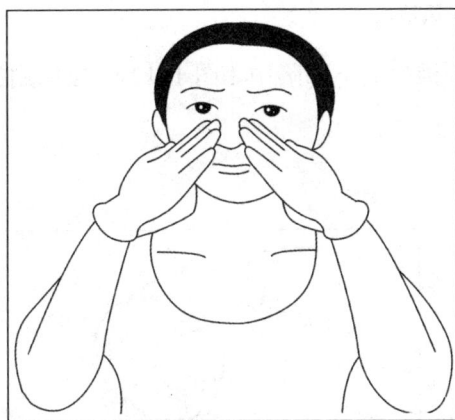

图 1-9　搓掌温鼻

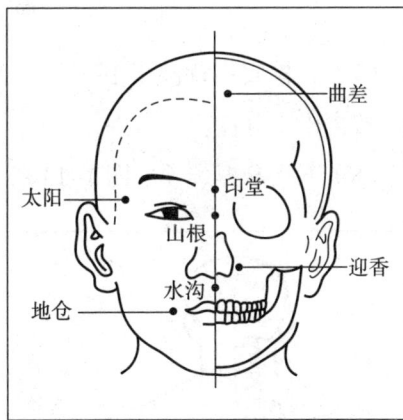

曲差

太阳

印堂

山根

迎香

地仓

水沟

图 1-10　面部穴位

（3）迎香穴：取穴时一般采用正坐或仰卧姿势，迎香穴位于人体的面部，在鼻翼旁开约 1 厘米皱纹中（在鼻翼外缘中点旁，当鼻唇沟中）（见图 1-10）。按摩由示指按揉迎香穴 1 分钟。

（4）曲差：在头部，当前发际正中直上 0.5 寸，旁开 1.5 寸，当神庭与头维（胃经）连线的中 1/3 与内 1/3 的连接点取穴。膀胱经气血由此输送头之各部。其

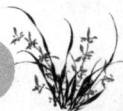

具有清热降浊的功能（见图 1-10）。按摩由示指按揉曲差 1 分钟。

（5）山根：位于鼻根部，在两眼之间，是鼻子的起点（见图 1-10）。按摩用一手拇、示指指腹沿鼻上的山根向下至迎香往返推抹 10～15 次。

（6）风池穴：在项部，当枕骨之下，与风府相平，胸锁乳突肌与斜方肌上端之间的凹陷处。宜正坐或俯卧、俯伏姿势取穴（图 1-11）。按摩由拇指点按风池15 分钟。

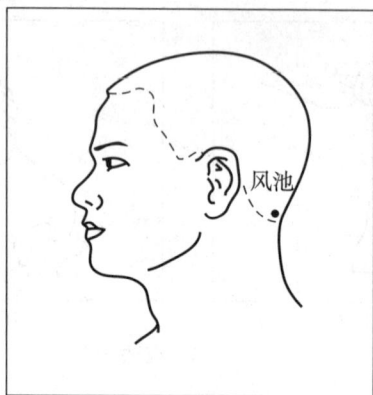

图 1-11　风池穴

（7）大椎穴：背部正中线上，第 7 颈椎棘突下凹陷中（图 1-12）。按摩用拇指点按大椎 1 分钟。

（8）五指拿捏颈项（图 1-13）

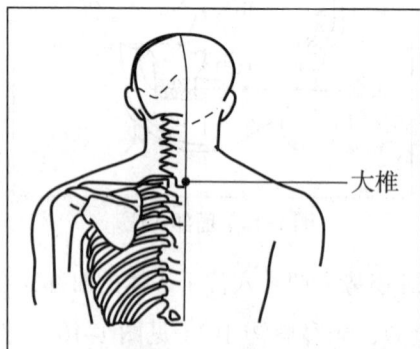

图 1-12　大椎穴

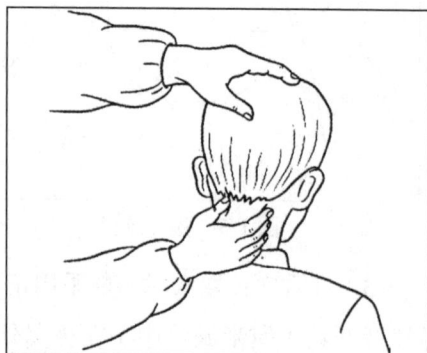

图 1-13　五指拿捏颈项

（9）肺俞：在背部，当第 3 胸椎棘突下，旁开 1.5 寸（图 1-14），按摩用示中指按揉肺俞 1 分钟。

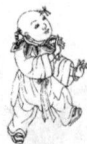

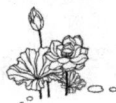

（10）双手掌擦背腰部，透热为度（图1-15）。

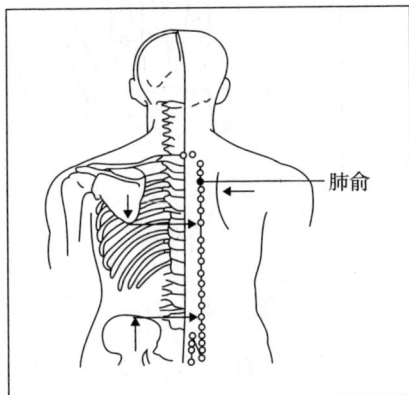

图1-14　肺俞

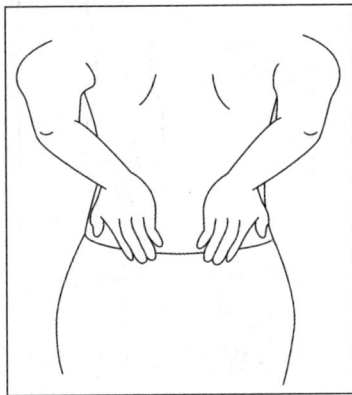

图1-15　双手掌擦背腰部

（11）合谷：让患者侧腕对掌，自然半握拳，合谷穴位于人体的手背部位，第2掌骨中点，拇指侧。或用另一指手的拇指第一个关节横纹正对虎口边，拇指屈曲按下，指尖所指处就是合谷穴（图1-16）。按摩用一指禅推合谷1分钟。

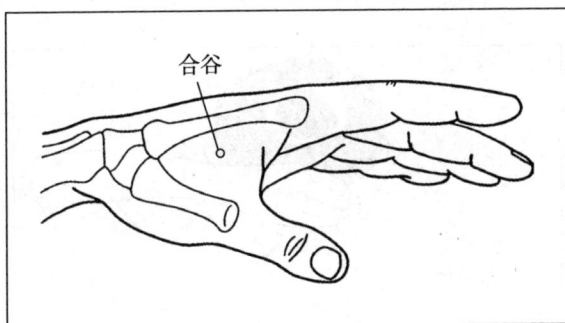

图1-16　合谷

（12）列缺：在前臂桡侧缘，桡骨茎突上方，腕横纹上1.5寸处，当肱桡肌与拇长展肌腱之间；微屈肘，侧腕掌心相对取之。简便取穴：两手虎口自然交叉，一手示指按在另一手的桡骨茎突上，当示指尖到达之凹陷处取穴（图1-17）。按摩用一指禅推列缺1分钟。

（13）大鱼际：人的手掌面、拇指根部，下至掌根，伸开手掌时明显突起的部位，医学上称其为大鱼际。大鱼际肌肉丰富，伸开手掌时明显突起，占手掌很大面积，大鱼际与呼吸器官关系密切（图1-18）。按摩用掌擦大鱼际，透热为度。

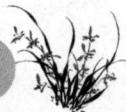

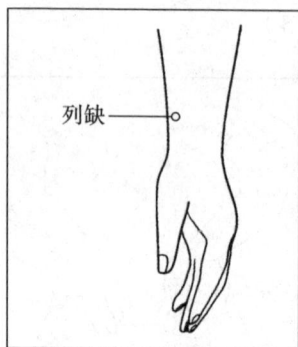

图 1-17　列缺

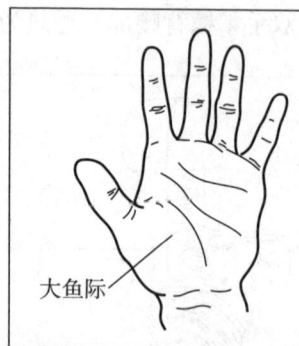

图 1-18　大鱼际

（14）提拿肩颈：用手掌抓捏颈后正中的督脉及背部后正中线两侧的经穴，自上而下，反复4～6次。再从颈部向两侧肩部做提拿动作。重点提揉肩井穴（两手交叉搭肩，中指尖下处），做3分钟，按揉肺俞穴（第3胸椎棘突下旁开1.5寸）1分钟（图1-19）。

（15）揉擦背部：用手掌在上背部来回摩擦按揉，以皮肤透热时为度（见图1-15）。

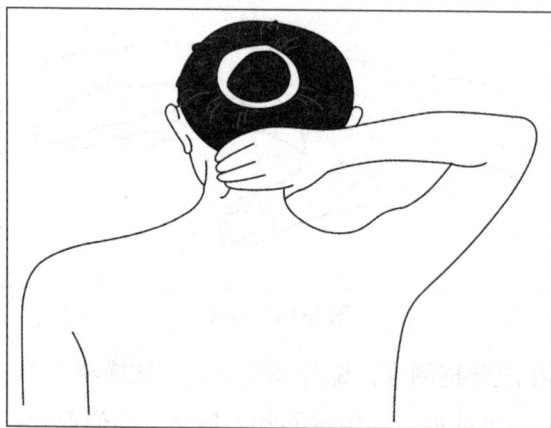

图 1-19　提拿肩颈

［急性鼻炎用穴加减］

（1）上星：位于督脉上，当前发际正中直上1寸处（图1-20）。按摩用示指按揉上星1分钟。

（2）印堂：在面额部，当两眉头连线的中点；正坐，或仰靠，或仰卧取穴（图1-10）。按摩用示指按揉印堂1分钟。

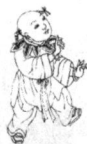

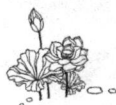

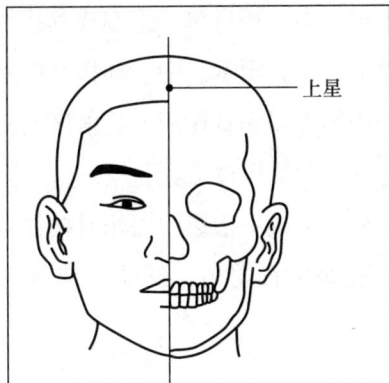

图 1-20 上星

（3）大杼：位于足太阳膀胱经穴。在背部，当第 1 胸椎棘突下，旁开 1.5 寸（图 1-21））。按摩用中指点按大杼 1 ～ 2 分钟。

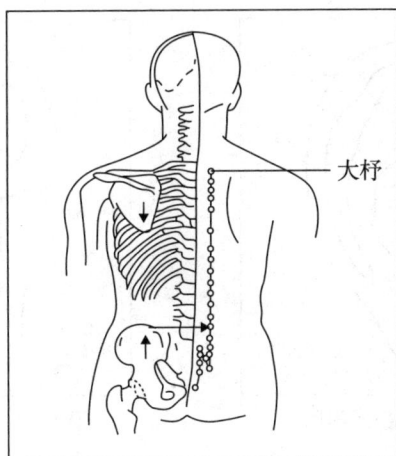

图 1-21 大杼

2）耳部按摩疗法

［手法］

（1）按压法：以手指的螺纹面或螺纹面的近端部着力，余同掐法。手法一般多用在穴表上有光滑小圆物基础上的操作；用力由轻逐渐加重，稳而持续；禁忌用力过重。

（2）捏揉法：用拇指和示指或中指，其指尖相对挤压，再和指尖做小幅度搓动带动皮肤。挤压时指尖相对用力；力度由轻到重，搓动幅度小，带动皮下组织；操作连续不断，均匀。

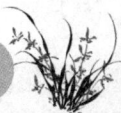

（3）点掐法：用拇、示、中、环指单一指端或其指甲顶端垂直着力点掐，如在耳郭游离部分操作，拇指操作，则示、中、环指其中一指以螺纹面与拇指相对用力即可，反之亦然。手法用力要垂直作用于反射区上；力量由轻到重，稳而持续；着力部位不可移动；点掐后要用揉法。

（4）搓摩法：以拇指和示指或中指螺纹面相对挟住耳郭部游离缘某部位，做互相揉动搓擦。手法以手指螺纹面着力；揉动要带动皮下组织；操作时速度适宜，轻重得当。

［鼻炎常规耳部按摩］

（1）肾：位于对耳轮上、下脚分叉处下方（图1-22）。按摩用示指按揉1分钟。

（2）肺：耳甲腔中央周围（图1-23）。按摩用示指揉1分钟。

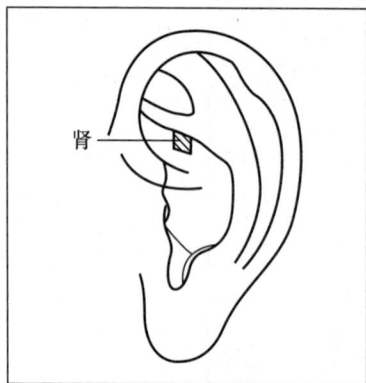

图1-22　肾耳部反射区

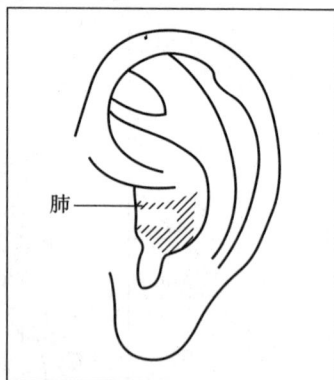

图1-23　肺耳部反射区

（3）内分泌：位于耳甲腔底部屏间切迹内（图1-24）。按摩用捏揉法1分钟。

（4）外鼻：耳屏外侧面正中稍前（图1-25）。按摩由示指端点掐1分钟。

（5）内鼻：耳屏内侧面下1/2处，咽喉的下方（图1-26）。按摩用示指端点掐1分钟。

（6）肾上腺：位于耳屏下部隆起的尖端（图1-27）。按摩用示指端按压1分钟。

［急性鼻炎穴位加减］

（1）神门：捏揉1分钟（图1-28）。

（2）交感：示指按压1分钟（图1-29）。

（3）扁桃体：耳垂正面，从屏间切迹软骨下缘至耳垂下缘画3条等距水平线。

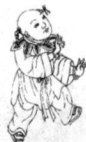

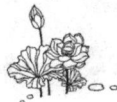

再在第二水平线上引两条垂直等分线，由前向后，由上向下把耳垂分成9个区，其中8区为扁桃体（图1-30）。按摩用示指按揉1分钟。

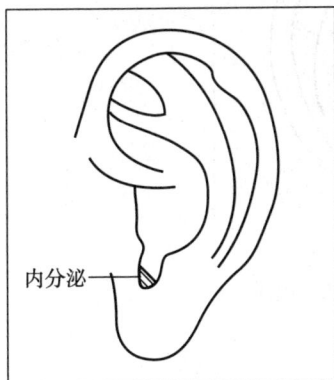

图1-24　内分泌耳部反射区

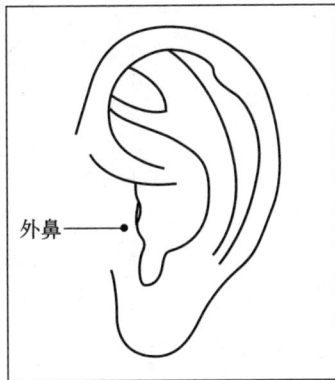

图1-25　外鼻耳部反射区

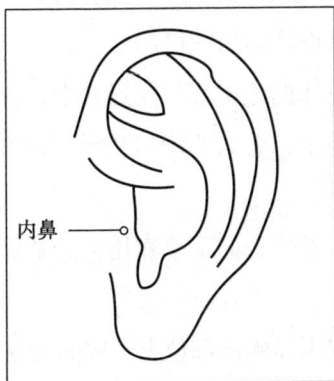

图1-26　内鼻耳部反射区

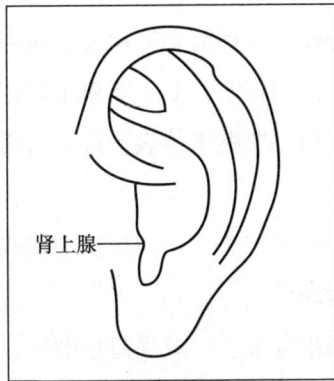

图1-27　肾上腺耳部反射区

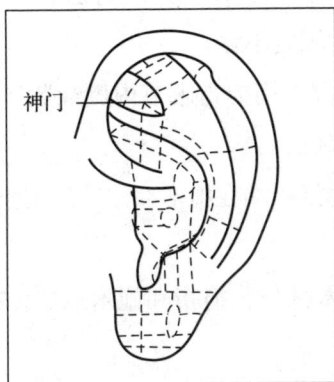

图1-28　神门耳部反射区

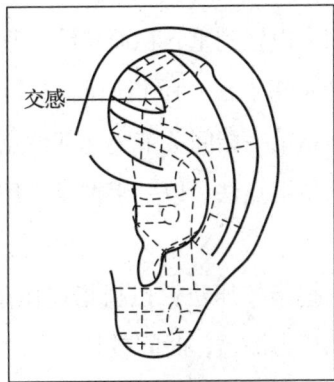

图1-29　交感耳部反射区

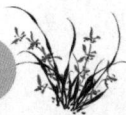

扁桃体

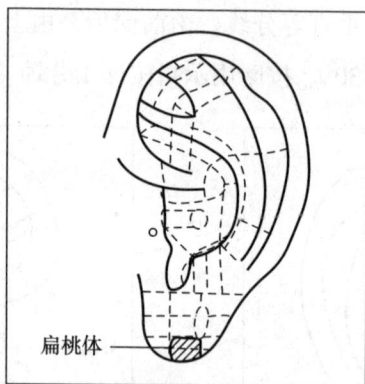

图 1-30　扁桃体耳部反射区

3）足部按摩疗法

[手法]

（1）拇指按揉法：以四指捏足，用拇指指端或指腹在施术部位进行顺时针或逆时针按揉。按揉时要带动皮下肌肉组织；动作要均匀缓慢。

（2）拇指推法：双手或单手拇指着力于机体的施术部位或经穴上，做单方向移动。手指要紧贴于体表；推动时带动皮下组织；着力要均匀和缓，动作要协调一致。

①拇指平推法：用拇指指端或指腹在施术部位，向下垂直用力，并做单方向的直线滑动。

②拇指分推法：双手拇指微屈，和缓地按压在施治部位上，同时分别推进。

（3）点法：用指端固定于体表某部或穴位上点压的方法。点按时应垂直用力。若需增加力度时，应手握空拳，以拇指指节紧贴于示指中节桡侧，以防扭伤拇指。用力由轻到重，稳而持续。垂直用力，固定不移。

①屈示指点法：示指屈曲与其他手指相握，用拇指末节内侧缘紧压示指中节，以示指第一指间关节突起部位点按施术部位。

②拇指端点法：以一手握足，用另一手拇指指端在施术部位进行按压而点之的手法。

（4）拇指按压法：以拇指按压于体表施术部位，拇指和施术点成45°。部位准确；压力深透；时间较长。

（5）双指钳法：以示指、中指弯曲成钳状。着力点为示指第二节指骨内侧，

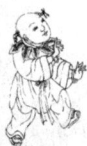

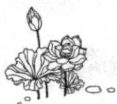

用于副甲状腺、颈椎。手法要压力轻重适当；垂直用力，固定不移。

（6）单示指扣拳法：以示指第一、二指关节弯曲扣紧，其余四指握拳，以中指及拇指为基垫于示指的第一关节处，固定之着力点在示指第二关节。手法要腕关节放松；用力不宜过重；速度快而有节律。

（7）握足扣指法：以示指第一、二节弯曲，四指握拳。另一手拇指伸入示指中。着力点为示指第二指关节，压力轻重适宜。

［鼻炎常规足部取穴］

（1）大脑：位于双足踇趾第一节底部肌肉丰厚处。左半大脑反射区在右足，右半大脑反射区在左足（图1-31）。按摩用拇指按揉1分钟。

（2）额窦：位于双足的五趾靠尖端约1厘米的范围内。左额窦反射区在右足，右额窦反射区在左足（图1-32）。按摩用拇指端按揉2分钟。

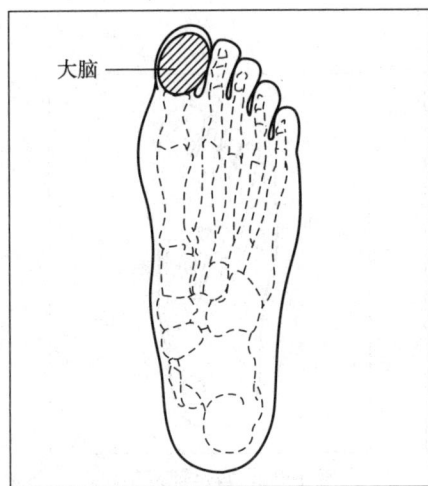

图1-31　大脑足部反射区　　　　图1-32　额窦足部反射区

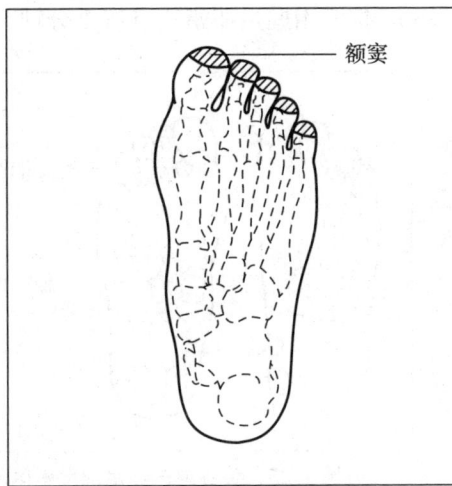

（3）鼻：位于双足踇趾趾腹内侧延伸到踇趾甲的根部，第1趾间关节前。左鼻的反射区在右足，右鼻的反射区在左足（图1-33）。按摩用示指按压3～5次。

（4）肺支气管：位于斜方肌反射区后方，自甲状腺反射区向外到肩反射区处约一横指宽的带状区域。支气管敏感带位于肺反射区中部向第3趾延伸之区带（图1-34）。按摩用拇指推按，并在中趾根部敏感点处点按5～10次。

（5）头颈淋巴结：位于双足各足趾间的趾骨根部呈"凹"字形，足底足背两面都有（图1-35）。按摩用拇、示指掐揉1分钟。

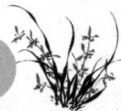

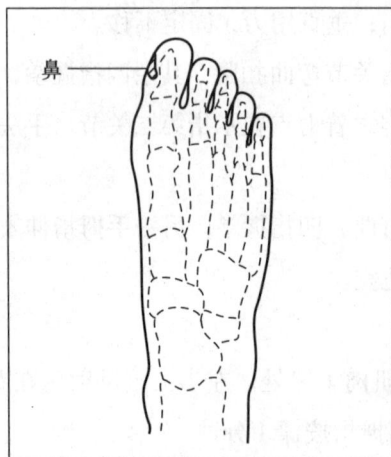

图1-33　右足鼻反射区

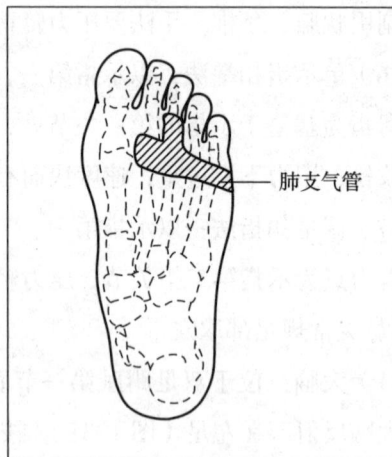

图1-34　肺支气管足部反射区

（6）肾：位于双足底第2、3趾骨近端的1/2，即足底的前中央凹陷处（图1-36）。按摩用握足叩指法点按1分钟。

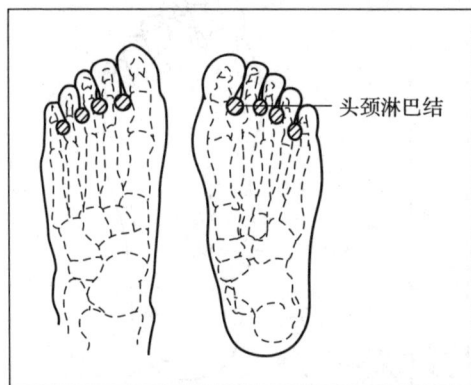

图1-35　头颈淋巴结足部反射区

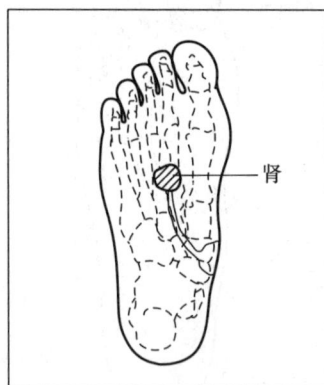

图1-36　肾足部反射区

（7）输尿管：位于双足底自肾脏反射区至膀胱反射区之间，约1寸长呈弧线状的一个区域（图1-37）。按摩用拇指平推1分钟。

（8）膀胱：位于内踝前下方，双足内侧舟骨下方，蹬展肌侧旁（图1-38），按摩用单示指叩拳法点按1分钟。

［急性鼻炎穴位加减］

（1）扁桃体：位于双足足背蹬趾第2节，肌腱的左右两旁（图1-39）。按摩用拇指端分点1分钟。

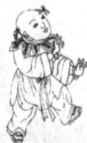

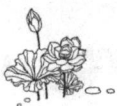

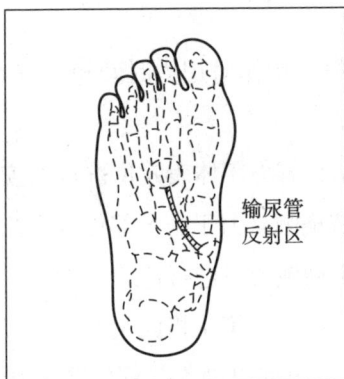

图 1-37　输尿管足部反射区

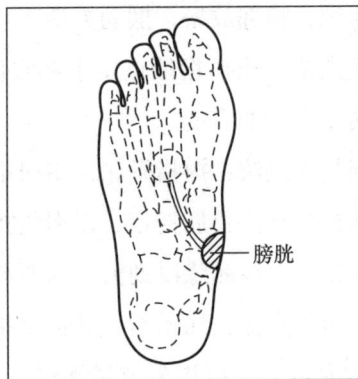

图 1-38　膀胱足部反射区

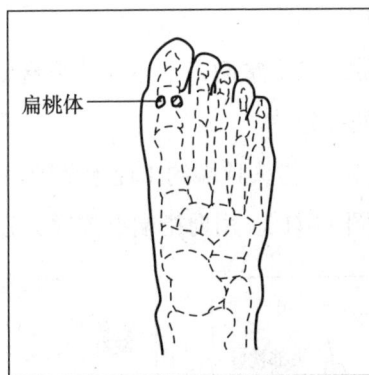

图 1-39　扁桃体足部反射区

4）手部按摩疗法

[手法]

（1）捏拿法：用拇指与示指或拇指与其余四指相对用力于施术部位，挤捏并提拿做环行揉动的方法。手法要相对用力，由轻到重；腕关节放松，手法灵活，节律一致；指腹按揉，手指伸直；频率为60 ～ 80次 / 分钟。

（2）拇指推法：用拇指指腹或拇指指端按在手指或手掌表面并向前移动的操作方法。手法要贴紧体表肉组织；速度宜缓慢。

（3）掐按法：拇指微屈，用拇指甲及示指着力于体表穴位进行掐及按压。手法操作宜垂直用力按压，不能抠动，以免掐破皮肤；掐后掌继以揉法，以缓和刺激，减轻局部的疼痛反应；中病即止，不宜做反复长时间的应用。

（4）按揉法：用指腹或大鱼际于施术部位或穴位上按而揉动。紧贴体表，带

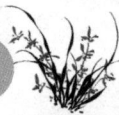

动皮下组织；腕部放松，摆动灵活。

（5）点法：用拇指端点压手部穴位或骨缝。操作时用力时间短，点到而止；可以旋转半周增加力度。

①拇指端点法：拇指微屈，用拇指甲及示指着力于体表穴位进行点按。

②屈拇指点法：屈拇指，以拇指指间关节桡侧着力于施术部位或穴位，拇指端抵于示指中节桡侧缘以助力。前臂与拇指主动施力，进行持续点压。

③屈示指点法：屈示指，其他手指相握，以示指第1指间关节突起着力于施术部位或穴位上，拇指末节尺侧缘紧压示指指甲部以助力。前臂与示指主动施力，进行持续点压。

[鼻炎常规手部按摩穴位]

（1）大脑（头部）：位于双手掌侧，十指远节手指横纹以上指腹均为大脑反射区（图1-40）。拿捏此处2分钟。

（2）额窦：位于双手10个指头顶端约1厘米范围。左额窦反射区在右手上，右额窦反射区在左手上（图1-41）。用拇指端点按揉2分钟。

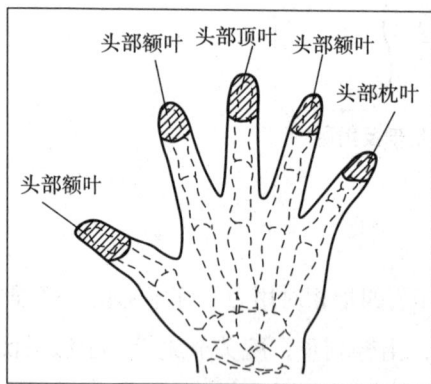

图1-40　大脑手部反射区

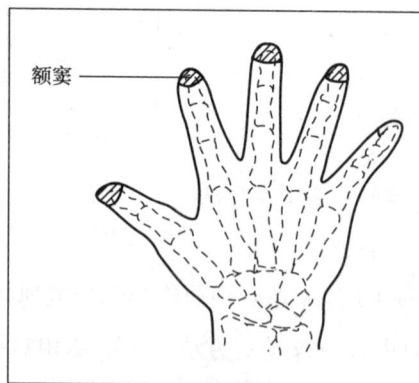

图1-41　额窦手部反射区

（3）鼻：位于双手掌侧拇指腹桡侧面，第1指骨远节指骨体中部。左鼻的反射区在右手上，右鼻的反射区在左手上（图1-42）。用拇指端推揉此处1分钟。

（4）肺、支气管：肺反射区位于双手掌侧，横跨第2、3、4、5掌骨，靠近掌指关节区域。支气管反射区位于中指第3近节指骨。中指指根处为敏感反射点（图1-43）。按摩用拇指平推按肺、支气管手部反射区，并对中指根部敏感点点压5～10次。

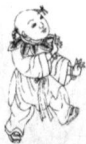

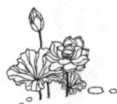

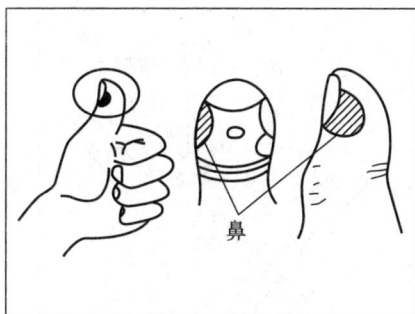

图1-42　鼻手部反射区

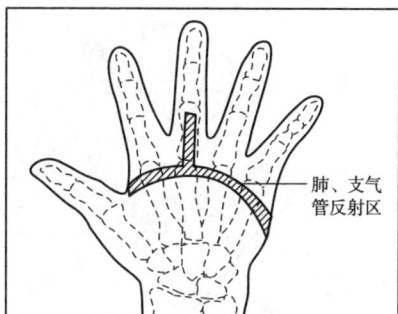

图1-43　肺、支气管手部反射区

（5）头颈淋巴结：双手各手指间根部凹陷处，手掌侧和手背侧均有头颈淋巴结手部反射区（图1-44），按摩用拇、示指掐点此处1分钟。

（6）上身淋巴结：位于双手背部尺侧，手背腕骨与尺骨间的凹陷处（图1-45）。用拇指按揉此处2分钟。

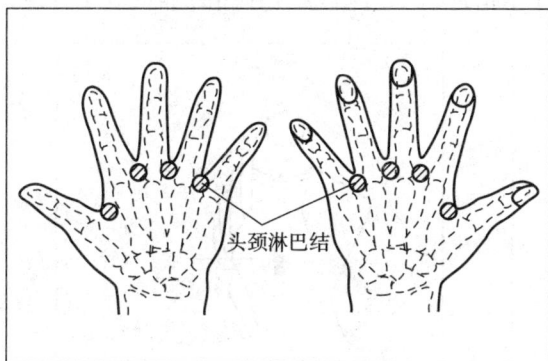

图1-44　头颈淋巴结反射区

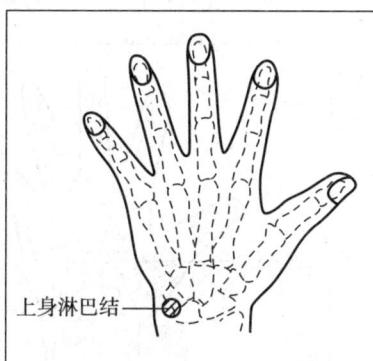

图1-45　上身淋巴结反射区

（7）下身淋巴结：位于手背部的桡侧缘，手背腕骨与前臂桡骨之间凹陷处（图1-46）。用拇指按揉此处2分钟。

（8）按揉肾1分钟（图1-47）。

（9）肾上腺：双手掌侧第2、3掌骨体之间，距离第2、3掌骨头1.5～2.0厘米处（图1-48），按揉此处1分钟。

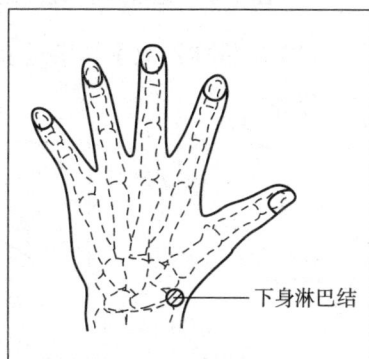

图1-46　下身淋巴结反射区

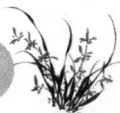

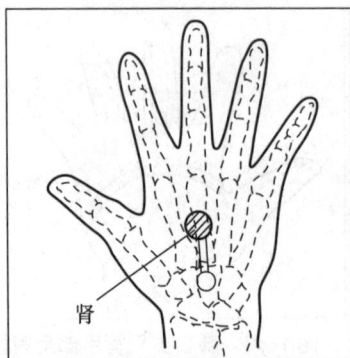

图 1-47　肾手部反射区

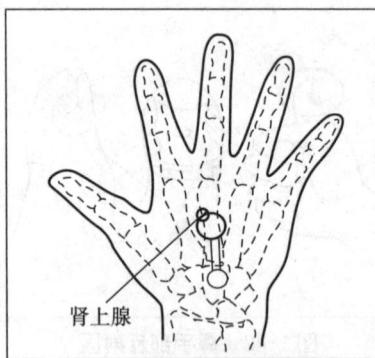

图 1-48　肾上腺手部反射区

［急性鼻炎穴位加减］

（1）感冒点：手掌面，第1掌骨基底内侧后方1寸（图1-49），用拇指点按此处1分钟。

（2）喉、气管：位于双手背侧第1掌指背侧（图1-50）。用拇指平推此处1分钟。

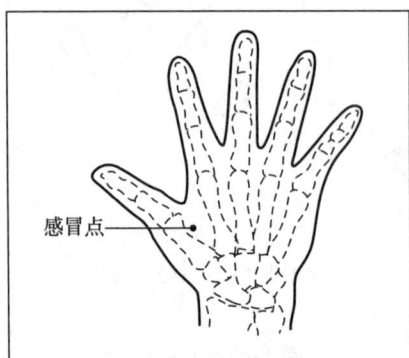

图 1-49　感冒点手部反射区

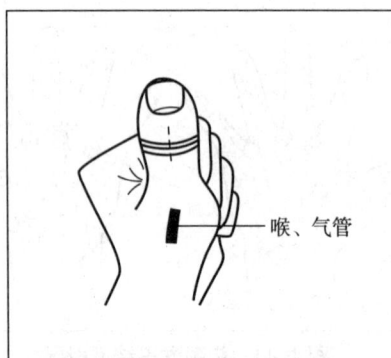

图 1-50　喉、气管手部反射区

（3）扁桃体：双手拇指近节背侧正中线肌腱两侧（图1-51）。按摩用拇指平推1分钟。

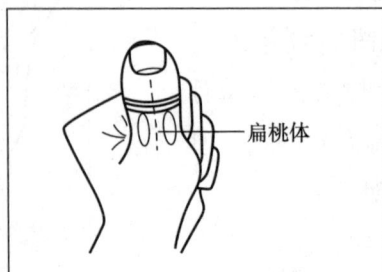

图 1-51　扁桃体手部反射区

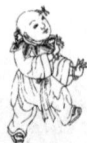

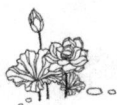

3.艾灸疗法　悬灸，临床最常采用的方法，包括温和灸、回旋灸、雀啄灸等，作用力相对柔和，容易被患者接受，具有广泛的适应证。

（1）面部穴位：迎香、鼻梁、印堂、攒竹、阳白、太阳（图1-52）。手持艾条艾灸，以温热为度，从迎香开始，双侧进行，每侧艾灸时，迎香的部位多停留一会，感觉太热的时候，移到鼻梁，来回几次，感觉太热移动到印堂，多停留一会，感觉太热移到攒竹、阳白、太阳，最好灸30分钟到1小时。

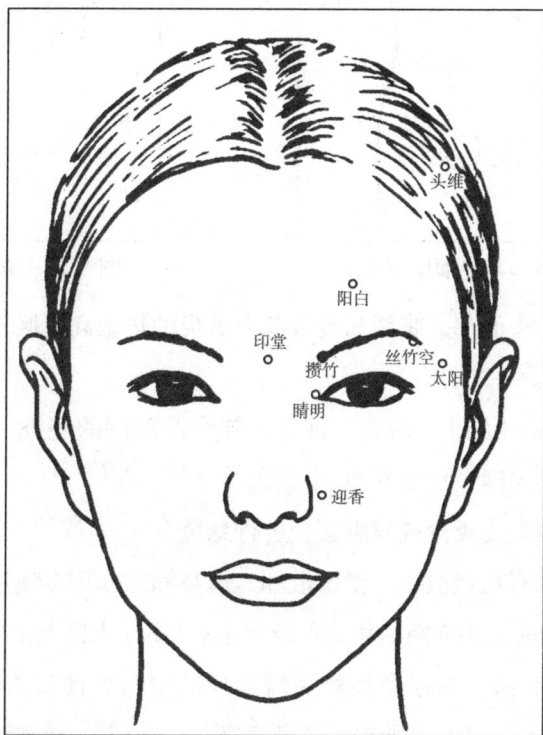

图1-52　面部穴位

（2）躯体穴位：大椎、肺俞、膏肓、风门、神阙、关元、涌泉、足三里，可轮流艾灸，每天1次，每次30～40分钟。

①神阙：在腹中部，脐中央（图1-53），属任脉的穴位，有温补元阳，健运脾胃之效。关元：在脐下3寸，腹中线上，仰卧取穴。取穴时，可采用仰卧的姿势，关元穴位于下腹部，前正中线上，从肚脐到耻骨上方画一线，将此线五等份，从肚脐往下五分之三处，即是此穴（图1-53）。

②涌泉：在人体足底穴位，位于足前部凹陷处第2、3足趾趾缝纹头端与足

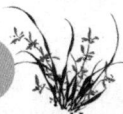

跟连线的前三分之一处，为全身腧穴的最下部，乃是肾经的首穴（图1-54）。

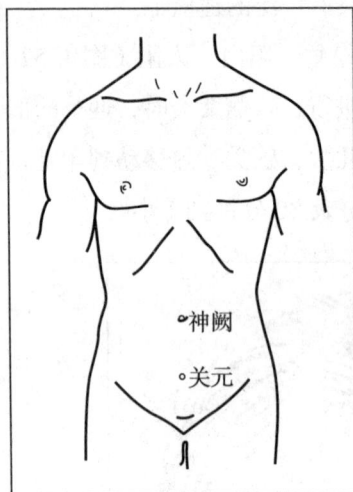

图 1-53　神阙、关元　　　　　　　　　图 1-54　涌泉

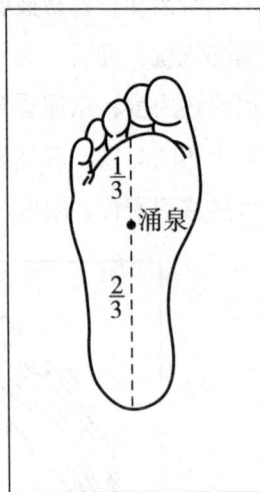

③热敏区灸：头面部、腹部和腰背部为鼻炎的热敏高发区，治疗时选取出现热敏现象的穴位。

选穴：取督脉的大椎、印堂、百会、神庭及双侧的迎香、风池、合谷、风池、肺俞、风门、曲池、尺泽共20个腧穴

方法：选用单眼艾灸盒或双眼艾灸进行悬灸。

功效主治：具有祛风散寒、温肺散邪、通鼻利窍作用，适用于风寒型急性鼻炎（陈日新，康明非.腧穴热敏化艾灸新疗法.北京：人民卫生出版社，2006）

4.中药贴敷疗法　对于急性鼻炎所选择的中药为性味芳香、走窜的药物：冰片、麝香、肉桂、花椒、乳香、丁香、没药、樟脑、薄荷、穿山甲、皂角、葱、姜、韭、蒜等。

选用散剂，散剂是穴位敷贴中最基本的剂型。根据辨证选药配方，将药物碾成极细的粉末，过80～100目细筛，药末可直接敷在穴位上或用水等溶剂调和成团贴敷，外用纱布、胶布固定，或将药末撒布在普通黑膏药中间敷贴穴位。散剂制法简便。剂量可以随意变换，药物可以对证加减，且稳定性较高，储存方便。自于药物粉碎后，接触面较大，刺激性增强，故易于发挥作用，疗效迅速（图1-55）。

在穴位的选择上，我们多选择背部的穴位，如大椎、肺俞、心俞、膈俞等。

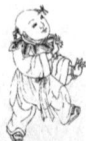

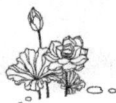

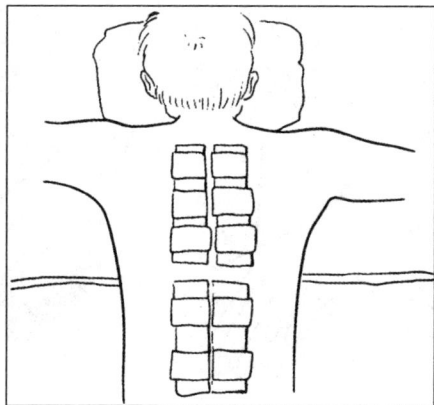

图 1-55 贴敷

5. 拔罐疗法

选穴：取肺俞、身柱、风门、足三里穴。

主治：适宜于属于寒邪犯肺的各类鼻炎。

操作方法：①火罐：取口径合适的玻璃罐，用闪火法拔双侧风门、肺俞、足三里 10 分钟，每日 1 次（图 1-56）。②刺罐：用三棱针点刺数下，将罐吸拔上后，留罐 10 分钟，隔日 1 次，10 日为 1 个疗程，疗程间隔 7 天。③留罐：患者取俯卧位，选用大小适中的真空拔罐大椎、风门、肺俞。留罐 5～10 分钟为宜，每日 1 次，每拔 10 次为 1 个疗程。④穴位加减：选用小罐拔太阳和迎香穴等，留罐 5～10 分钟为宜。

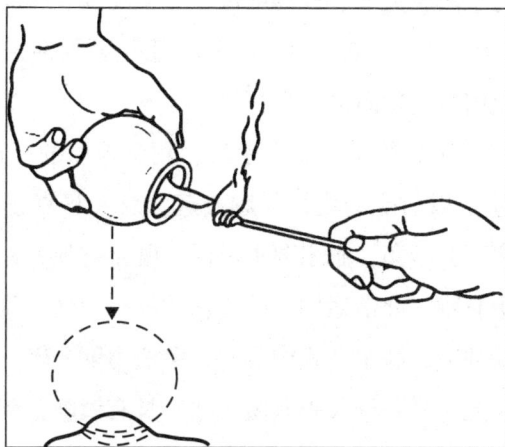

图 1-56 闪火法拔罐

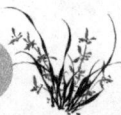

6.刮痧疗法

［手法］（图 1-57）。

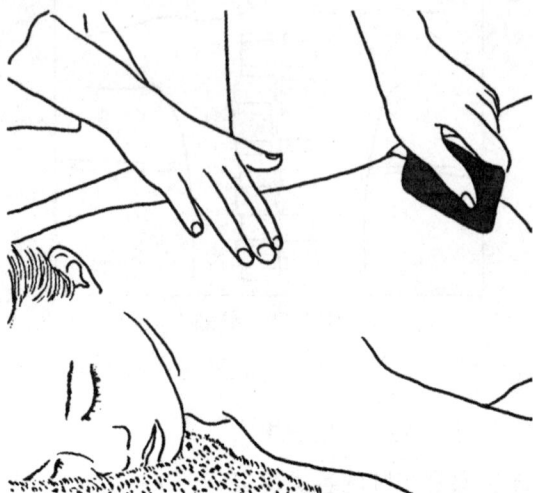

图 1-57 刮痧

（1）直板刮法：直板刮法这是一个常用的手法，施术者一般用右手（左手也可以拿住刮板，拇指放在刮板的一侧，其余四指放在刮板的另一侧。与体表呈45°，板薄的一面与皮肤接触 1/3 或 1/2（根据具体情况，腕力强者可 1/2）利用腕力多次向同一方向刮拭，要有一定长度，这种手法适用于身体比较平坦部位的穴区和经脉，如背部、四肢和头部。

（2）角刮法：对于四肢关节、经筋部位、骨突周围、肩部穴位，手持刮板用角接触皮肤与皮肤约成45°，自上而下刮拭，手法要灵活，不宜生硬。因角刮阻力相对小，要避免用力过猛而损伤皮肤。

（3）点压法：点压法类似中医点穴手法，用刮板厚的一角与皮肤形成90°垂直，由轻逐渐加重，以耐受为度，片刻抬起，反反复复连贯自如，操作时将肩、肘、腕的力凝集于刮板角，施术要求灵活，既要有弹力，又要坚实，气到力到，刚中有柔，柔中有刚，此法适用于无骨骼的软组织处、肌肉丰厚的脊柱两侧和骨骼凹陷部位，如环跳、膝眼、人中等穴，手法力度分轻、中、重三种。人中穴宜用轻、中手法。此法是一种较强刺激手法，具有镇静止痛、解痉作用，多用于实证。

（4）按揉法：按揉法是将刮板与皮肤形成20°在经络穴位做揉的手法，向

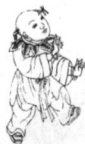

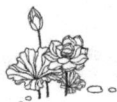

下有一定压力，做旋转可先轻后重。根据需要及患者胖瘦、机体强健虚实程度，可轻至皮下组织，也可深达肌肉，操作时刮板紧贴皮肤而不移，频率较慢，每分钟50～100次。常用于足三里、内关和背部微针穴区及痛点粘连点四周、纤维化点四周穴区。此法属于中等度手法。

（5）刮蹭法：刮蹭法用刮板与皮肤形成90°垂直于皮肤或头皮上做前后或左右滑动。这种手法多用于微针系如大脑反射区穴区及第2掌骨等处。

（6）拨筋法：拨筋法是用刮板的一角对肌肉较坚实地方进行拨动，拨动方向与肌肉纤维的走行相垂直，拨法力度很强，用力以耐受为度，一般只用于脊柱两侧，对于缓解肌肉的痉挛和松解粘连有一定作用，对于一个部位拨动3～5次即可，拨后用理筋法以缓解反应，这种方法在海外广泛用于健身刮痧。

（7）理筋法：理筋法也有人称梳理法，按经络走向自上而下轻轻刮拭，类似梳头，轻轻梳理，尽量拉长，一般适用刮痧前及刮痧后或保健刮痧时使用，有放松刮痧前与刮痧后的肌肉组织紧张的作用，属轻手法。有理顺筋肉行气活血作用。

（8）击打法：用刮板或术者用示、中、环、小指并拢微屈，用四指指腹接触皮肤，反复击打皮肤，拍打时涂刮痧油类保护剂。此法多用于肘窝和腘窝。拍打法属中等力度，要用腕力，不宜用整个上肢的力，拍时应由轻逐渐加重，10～20次为宜，不强求立即出痧，也可用手击打胸背部穴位，拍打时要在深呼吸时进行，手法要轻，拍打5～10次，注意次数与强度，注意勿伤内脏。

［常用穴位］

（1）选穴：印堂、迎香、合谷、列缺、风池。

操作方法：先行局部皮肤清洁，用刮痧板蘸取润滑剂实施自上而下刮擦，以皮肤潮红、皮下有感为度，以泻为宜。

方义：印堂、迎香位于鼻腔局部，宣通鼻窍，合谷是手阳明经原穴，善治头面疾病。列缺为手太阴经的腧穴，可以宣肺解表。风池穴为足少阳阳维之会，擅长祛风。

主治：属于风寒外袭的急性鼻炎、变应性鼻炎、血管运动性鼻炎。

（2）选穴：印堂、迎香、合谷、曲池、外关。

操作方法：在行局部皮肤清洁后先行局部皮肤清洁，用刮痧板蘸取润滑剂实

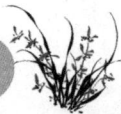

施自上而下刮擦，以皮肤潮红、皮下有感为度，以泻为宜。

方义：曲池是手阳明大肠经的合穴，大肠经的湿浊之气聚集于此，配外关能疏风清热。印堂、迎香近于鼻腔局部，善通鼻窍。合谷是手阳明经原穴，善治头面疾病。

主治：属于外感风热型急性鼻炎、慢性鼻炎、鼻－鼻窦炎、过敏性鼻炎。

7. 针刺疗法

[穴位] 迎香穴（双）、风池穴（双）、印堂穴、百会穴、合谷穴（双）。

[操作方法] 常规消毒后，迎香穴斜刺入 1～1.67 厘米，风池穴向对侧眼睛方向斜刺入 1.67～2.67 厘米，印堂穴向下平刺入 1～1.67 厘米，百会穴平刺 1.67～2.67 厘米，合谷穴，平补平泻，得气后留针 30 分钟，每日 1 次。

[功效主治] 通经活络、解表开窍，适宜于风寒感冒的急性鼻炎 [谢强，杨淑荣.“升阳祛霾”针灸法治疗风寒感冒（急性鼻炎）的临床观察. 江西中医药学报，2009，21（1）：23]。

8. 喷雾疗法

[试剂] 滴通鼻炎水喷雾剂。

[处方组成] 蒲公英、黄芩、麻黄、苍耳子、辛夷、白芷、细辛、石菖蒲。

[用法] 外用喷鼻，每次 1～2 揿，每日 3～4 次，疗程为 5 天。

[功效主治] 具有祛风清热、宣肺通窍的功效，用于治疗伤风鼻塞的急性鼻炎 [高春升，吴伟.滴通鼻炎水喷雾剂治疗伤风鼻塞（急性鼻炎）的临床研究. 中国新药，2010，19（4）：308-310]。

（三）生活起居

1. 起居　急性鼻炎患者在生活起居上尤应注意合理的休息、保暖和个人防护，特别在初期阶段，流行性感冒、呼吸道感染高发的春、冬季节，应当避免或尽量减少到人群密集的场所，以避免和防止发生感染。一旦发生感染，应及时就诊，给予治疗。恢复期或平时鼻炎患者应作息有常，培养好自己良好的起居生活习惯，再结合体育锻炼以及必要的药物治疗，以期达到疗疾健体的目的。

2. 饮食　急性鼻炎患者饮食上初期应以清淡为主，食用具有清热解毒功效的食物。忌食油煎、生冷、酸涩之品，以防热助邪盛、邪热内郁而不达外。恢复期可适当增补健脾益肾的食物。以下为急性鼻炎的有效食疗方。

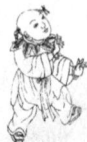

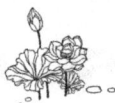

配方 1：豆腐鲩鱼头汤

［食材］豆腐（切块）120 克，鲩鱼头 1 个，芫荽 15 克，淡豆豉 30 克，葱白 30 克。

［制法］将豆腐、鲩鱼头、淡豆豉先煮熟，再放芫荽、葱白煮沸一下。

［用法］趁热食用。适用于风寒型的急性鼻炎。

配方 2：芫荽葱白粥

［食材］芫荽 30 克，葱白 2 根，大蒜 1 根，粳米 60 克，

［制法］先将粳米煮粥，熟时将大蒜、芫荽、葱白放入粥内煮沸一下，调味便可。

［用法］趁热食用。用于风寒型的急性鼻炎。

配方 3：白菜萝卜汤

［食材］白菜心 250 克，白萝卜 100 克。

［制法］白菜心、白萝卜水煎，加红糖适量，吃菜饮汤。

［用法］温服。用于风热型的急性鼻炎。

配方 4：萝卜丝瓜藤汤

［食材］白萝卜（切片）250 克，丝瓜藤 60 克。

［制法］将白萝卜、丝瓜藤水煎，取汤去渣，加适量白糖。

［用法］温服。用于风热型的急性鼻炎。

3. 运动（活动）　急性鼻炎患者恢复期或平时应加强、坚持锻炼，增强体质。但不可过于剧烈活动，要合理的运动。

（四）服药及饮食禁忌

急性鼻炎患者饮食宜清淡、调和的食物，初期应忌食油煎、生冷、酸涩之品，以防热助邪盛、邪热内郁而不达外；服药后不宜吃冷饮及食用生冷、酸涩之品；使用发汗药不宜太多，中病即止。

七、西药治疗

西医对本病的治疗，主要以一般治疗和对症治疗。强调以休息，配合抗生素治疗为主。

1. 一般治疗　急性鼻炎在急性期应以卧床休息，补充水分、清淡可口营养丰

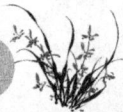

富的饮食，应用阿司匹林等解热镇痛药，扑尔敏等抗组胺药物，对继发细菌感染者应给以抗生素治疗．严重的患者可静脉补液加抗生素、糖皮质激素、维生素等。

2. 对症治疗 急性鼻炎伴有咳嗽的用化痰、祛痰止咳药，头痛者可用复方醋柳酸、去痛片等。

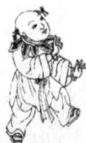

第 2 章

慢性单纯性鼻炎

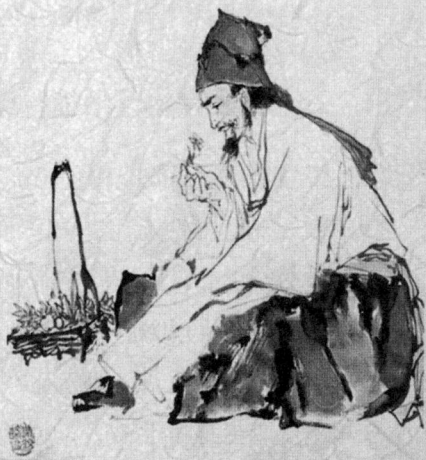

一、反复发作的慢性单纯性鼻炎

刘先生自诉1年前入秋季节，感觉鼻塞、不通气，常流鼻涕，闻到刺激性的味道时，鼻子发痒、忍不住连打喷嚏，呛得鼻涕眼泪直流。每遇寒冷天气，晚上睡觉鼻塞严重。刚开始，自用点滴鼻液、口服液后鼻塞好转，但时间一长，时常鼻塞，堵得慌，伴有头晕，精神欠佳。2个月前因一场感冒后鼻塞加重，天热时感觉鼻子里像有虫子爬似，鼻痒，变天后，鼻塞、打喷嚏、流鼻涕反反复复。自服药物后症状并无好转，实在熬不住，去市医院检查。医师询问病情后，查体可见：鼻黏膜充血，下鼻甲肿胀，表面光滑，柔软，富有弹性，轻压局部出现凹陷，体温36.7℃。医师根据病情症状结合查体，告诉刘先生是鼻炎拖成的"慢性单纯性鼻炎"。那么"慢性单纯性鼻炎"是一种怎样的鼻炎呢？

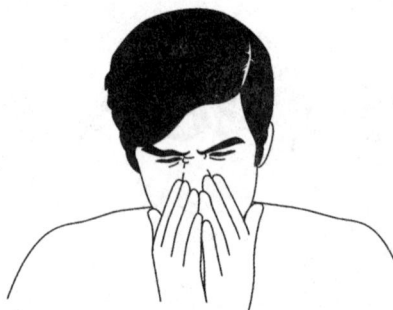

慢性单纯性鼻炎引起的反复发作的鼻塞

二、什么是慢性单纯性鼻炎

慢性单纯性鼻炎是慢性鼻炎中最常见的类型，慢性鼻炎为鼻腔黏膜和黏膜下层的慢性非特异性炎症，中医称之为"鼻窒"，是鼻部最常见的一种疾病。慢性单纯性鼻炎以黏膜的慢性充血肿胀，其临床表现为间歇性鼻塞和交替性鼻塞。间歇性鼻塞一般表现为白天、劳动或运动时减轻，夜间、静坐或寒冷时发作。

所谓交替性鼻塞，即侧卧时居下面的一侧鼻腔堵塞，改变体位后，另一侧鼻腔堵塞。或伴有咽干不适、咽部痰多且难以咳出，或伴有头痛等症状，鼻分泌物增多，常为黏液性，并发感染时可伴有脓涕。中医称之为"鼻窒"，是由于脏腑功能失调，气机运行不畅，以至于气血瘀阻、邪毒滞留而为患。

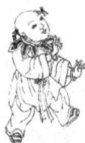

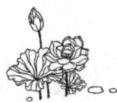

三、诊断要点及鉴别诊断

1.慢性单纯性鼻炎的诊断要点　慢性单纯性鼻炎临床上最主要的症状是鼻分泌物增多和间歇性、交替性鼻塞。

（1）分泌物呈黏液性，脓性多见于继发感染。鼻分泌物多时常流向鼻咽部，引发鼻咽炎。如分泌物多自前鼻孔流出，易引发鼻前庭炎。

（2）鼻塞多呈间歇性或交替性，有时甚至是持续性，平卧位较严重，侧卧位时其下侧较重。平卧时鼻黏膜肿胀，似乎与颈内静脉压有关。静脉压上升，对健康鼻黏膜无多大影响，但对患有炎症者则可引起充血、肿胀。侧卧时，下侧鼻与同侧邻近肩臂的自主神经系统有反射性联系。

（3）患者还常有嗅觉失灵，但多属于呼吸性的。鼻塞影响共鸣作用，患者说话时多带有闭塞性鼻音。

（4）如合并有鼻中隔畸形或其他病变者，鼻塞更为严重，患者常诉无法持久集中注意力、记忆力减退、疲乏、头痛、失眠等神经衰弱的症状。

（5）头痛为常发症状，可以单独发生，但在鼻塞侧往往较重。当鼻塞缓解，呼吸通畅后头痛消失。头痛亦可发生在鼻呼吸通畅的时候，肿胀的中鼻甲接触并压迫鼻中隔或鼻腔外侧壁，均可引起头痛。头痛的分布区域与鼻腔内接触压迫的部位有关。一般头痛位于额部、同侧眼眶周围区域、眼内或全面部。头痛属于发作性的，类似神经痛，有时非常剧烈，用1%丁卡因渗液麻醉接触部位，头痛立即消失。

临床检查：鼻黏膜充血，下鼻甲肿胀，表面光滑，柔软，富有弹性，探针轻压之局部出现凹陷，探针移开后立即复原，对减充血药敏感。分泌物较黏稠，主要位于鼻腔底、下鼻道或总鼻道。

2.慢性单纯性鼻炎的鉴别诊断　本病应和过敏性鼻炎相鉴别，后者也是呈慢性发展，发病通常具有季节性。后者可以有下述表现：①眼睛发红发痒及流泪；②鼻痒，鼻涕多，多为清水涕，感染时为脓涕；③鼻腔不通气，耳闷，打喷嚏（通常是突然和剧烈的），嗅觉下降或者消失；④眼眶下黑眼圈（经常揉眼所致）；⑤头晕，头痛；⑥儿童可由于揉鼻子出现过敏性敬礼症。

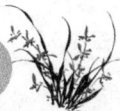

四、中西医病因病理

（一）西医认识

1. 病因

（1）局部因素：急性鼻炎反复发作或治疗不彻底，鼻黏膜未能恢复正常，而演变为慢性鼻炎。可能受慢性扁桃体炎或腺样体肥大等邻近疾病的影响。

（2）全身因素：慢性鼻炎常为全身疾病的局部表现，如贫血、糖尿病、风湿病、结核、痛风、急性传染病后，以及心肝肾疾病和自主神经功能紊乱、慢性便秘等，均可引起鼻黏膜血管长期瘀血或反射性充血。

（3）生活习惯：烟酒嗜好或长期过度疲劳，可致鼻黏膜血管正常的舒缩功能障碍。

2. 病理　慢性单纯性鼻炎的主要病理改变有：①鼻黏膜的深层动、静脉由于神经血管功能紊乱而扩张，鼻甲肿大；浅层动、静脉并不相应扩张，故临床上鼻黏膜可无明显充血现象。②黏液腺的功能活跃，分泌增多，分泌物黏稠度增加。在急性鼻炎的恢复期，鼻黏膜开始修复，纤毛上皮再生，上皮和间质有淋巴细胞浸润，间质中成纤维细胞增多。如炎症持续时间太久则有大量纤维组织生成，因此，鼻黏膜不能恢复正常状态，转而发展为慢性鼻炎

（二）中医认识

慢性鼻炎的外因为反复外感风寒，迁延日久不愈，或粉尘、化学气体等长期刺激。内因为肺脾气虚，肺气虚衰则血脉运行不利，气滞血瘀，以致鼻脉不通。慢性鼻炎为内虚之症，治疗上应以补气扶正为主。其局部变化有郁热、血瘀、湿浊之别，而且常有夹杂现象，因此，在扶正的同时，必须祛邪。

1. 肺经蕴热，壅塞鼻窍　急性鼻炎失于调治或者反复发作，迁延不愈，邪热伏于肺，久蕴不去，致邪热壅塞鼻窍、鼻失宣通、气息出入受阻而为病。肺经蕴热，熏灼鼻窍，故可见鼻甲肿胀、鼻塞、涕黄量少、鼻气灼热；口干、咳嗽痰黄均是肺经蕴热的表现。

2. 肺脾气虚，邪滞鼻窍　久病体弱，耗伤肺卫之气，致使肺气虚弱、邪毒留滞鼻窍而为病。或饮食不节，劳倦过度，病后失养，损伤脾胃，致使脾胃虚弱、运化失健、湿浊滞留鼻窍而为病。肺气虚弱、邪毒留滞鼻窍而为病。或饮食

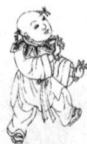

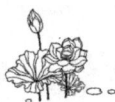

不节，劳倦过度，病后失养，损失脾胃，致脾胃虚弱、运化失健、湿浊滞留鼻窍
而为病。

3. 邪毒久留，血瘀鼻窍 伤风鼻塞失治，或外邪屡犯鼻窍，邪毒久留不去，
阻塞鼻窍脉络，气血运行不畅而为病。气血运行不畅，留而成瘀，瘀血留滞，则
鼻脉受阻；瘀滞肌膜，则肌膜肿厚，鼻甲肿实。脉涩肌肿，则清窍阻塞，气息出
入不畅，发而为鼻窒嗅减，结顽难通。

五、治疗原则

1. 西医 慢性单纯性鼻炎的治疗原则为根除病因，恢复鼻腔通气功能，治
疗主要是运用血管收缩药，但不宜过多应用，以免发生药物性鼻炎加重病情。

2. 中医 肺经蕴热者，治以清热散邪，宣肺通窍；肺脾气虚者，治以补肺
益气，健脾理气；若邪毒久留、血瘀鼻窍者，治以行气活血，化瘀通窍。

六、中医特色疗法

（一）内治法

1. 经典古方

（1）苍耳散

[来源]《重订严氏济生方·鼻门·鼻论治》"苍耳散治鼻流浊涕不止，名曰
鼻渊。"

[组成]辛夷仁15克，苍耳子7.5克，香白芷30克，薄荷叶1.5克。

[用法]上药晒干，研为细末，每服6克，食后用葱茶调服。或文火煎沸后
10分钟即可服用。每日1剂，水煎服，儿童剂量酌减，7剂为1个疗程。

[主治]慢性鼻炎（肺经蕴热，壅塞鼻窍）。

[方解]《医方集解》：此手太阴、足阳明药也。凡头面之疾，皆由清阳不升、
浊阴逆上所致。白芷主手足阳明，上行头面，通窍表汗，除湿散风；辛夷通九
窍，散风热，能助胃中清阳上行头脑；苍耳疏风散湿，上通脑顶，外达皮肤；薄
荷泄肺疏肝，清利头目；葱白升阳通气；茶清苦寒下行，使清升浊降，风热散而
脑液自固矣。

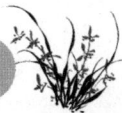

（2）温肺止流丹

［来源］《辨证录卷·之三·鼻渊门（三则）》载"盖涕臭者热也，涕清而不臭者寒也。热属实热，寒属虚寒。兹但流清涕而不腥臭，正虚寒之病也。热症宜用清凉之药，寒症宜用温和之剂，倘概用散而不用补，则损伤肺气，而肺金益寒，愈流清涕矣。方用温肺止流丹。"

［组成］诃子3克，甘草3克，桔梗9克，石首鱼脑骨（煅过存性，为末）15克，荆芥1.5克，细辛1.5克，人参1.5克。

［用法］水煎服。

［主治］慢性鼻炎（肺脾气虚，邪滞鼻窍），鼻－鼻窦炎（肺气虚寒）。

（3）通窍活血汤

［来源］清·王清任《医林改错》上卷。

［组成］赤芍3克，川芎3克，桃仁（研泥）9克，大枣（去核）7个，红花9克，老葱（切碎）3根，鲜姜（切碎）9克，麝香（绢包）0.15克。

［用法］用黄酒250毫升，将前7味煎至150毫升，去滓。再将麝香入酒内，煎二沸，临卧服。

［主治］慢性鼻炎（邪毒久留，血瘀鼻窍）。

［方解］

（1）《医林改错评注》：方中赤芍、川芎行血活血，桃仁、红花活血通络，葱、姜通阳，麝香开窍，黄酒通络，佐以大枣缓和芳香辛窜药物之性。其中麝香味辛性温，功专开窍通闭，解毒活血（现代医学认为其中含麝香酮等成分，能兴奋中枢神经系统、呼吸中枢及心血管系统，具有一定抗菌和促进腺体分泌及兴奋子宫等作用），因而用为主要药；与姜、葱、黄酒配伍更能通络开窍，通利气血运行的道路，从而使赤芍、川芎、桃仁、红花更能发挥其活血通络的作用。

（2）《历代名医良方注释》：妇女干血劳或小儿疳证，都因瘀血内停，新血不生所致，必须活血化瘀，推陈致新。本方用活血通窍之品治疗劳症，深得此法。方中麝香为君，芳香走窜，通行十二经，开通诸窍，和血通络；桃仁、红花、赤芍、川芎为臣，活血消瘀，推陈致新；姜、枣为佐，调和营卫，通利血脉；老葱为使，通阳入络。诸药合用，共奏活血通窍之功。

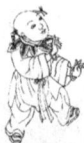

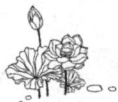

2. 名家名方

（1）苏崇周：慢性鼻炎汤

［组成］苍耳子 10 克，白芷 20 克，葛根 15 克，麦冬 20 克，藁本 10 克，黄芩 15 克，薄荷 10 克。

［用法］每日 1 剂，水煎服。

［加减］有四肢无力、食欲缺乏、腹胀、便溏者加党参、茯苓、白术、甘草。水煎服，3 周为 1 个疗程。

［主治］慢性单纯性鼻炎、慢性鼻窦炎、过敏性鼻炎。

［方解］"慢性鼻炎汤"是中国医科大学附属盛京医院的耳鼻喉科著名专家苏崇周教授治疗鼻渊的经验方，是在"苍耳子散"基础上加减而成。中医认为肺开窍于鼻，肺气正常则鼻窍通利、嗅觉灵敏。方中苍耳子、白芷能通肺窍；薄荷清散风热、辛凉畅鼻；葛根、藁本止头痛；黄芩清热解毒；麦冬养阴生津润肺。

（2）吕洪：加味芎芷石膏汤

［组成］芍药 15 克，羌活 10 克，川芎 15 克，荆芥穗 10 克，防风 15 克，白芷 10 克，川芎 5 克，细辛 3 克，石膏 30 克，党参 25 克，炙黄芪 20 克，白术 15 克，三寸葱白 3 根，生姜 15 克，甘草 10 克。

［用法］以上诸药，水蒸，蒸气熏鼻，每日 1 剂，分 3 次口服。2～4 周为 1 个疗程。

［主治］肺脾气虚型慢性鼻炎。

［方解］加味芎芷石膏汤是辽宁中医药大学附属医院耳鼻喉科的教授、主任医师吕洪的经验方。

3. 秘验单偏方

（1）盐水洗鼻：配制盐水（100 毫升瓶内放食盐两匙，开水稀释），用牙签卷上棉球蘸盐水洗鼻孔，然后把药棉暂留鼻孔内，此时或头上仰或身平躺，用示指和拇指按鼻两侧，并用力吸吮，使棉球上饱蘸的盐水流入鼻腔内，再流入咽喉部。开始时感到鼻内辛辣难忍，几次即适应，也可先用淡些的盐水洗逐渐加浓，使鼻腔慢慢适应。对慢性鼻炎、过敏性鼻炎和慢性鼻窦炎都具有很好的效果［李玉瑾，李佩忠，金新，等. 盐水冲洗治疗慢性单纯性鼻炎的疗效观察. 现代医学，

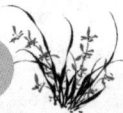

2011，39（4）：454-456]。

（2）葱须 20 克，薄荷 6 克，蔓荆子 15 克。制法：上述药物加水煎，取汁即可。用法：代茶饮用，每日 1 剂。适应证：急、慢性鼻炎。

（3）梅花冰片 2 克，生硼砂 4 克，薄荷 9 克，檀香 2 克。用法：上述药物同研为细面，取少许置指上，按于鼻孔，吸入，每日每孔 3 次，交替使用。若用后鼻孔发干，可先涂些香油后再吸。功用：治慢性鼻炎。

（4）花生米 7 粒，将花生米放入干净的白铁罐内，用纸封严，上留一小孔，将罐放火炉上，待冒烟以烟熏鼻，烟尽为止，每日 1 次，1 个月愈。功效：消炎抑菌。

（5）冬瓜仁 60 克，芦根 30 克。水煎，早晚服。

（6）青茶叶 2 克，开水冲泡，加入蜂蜜 1 汤匙，频饮。

（7）夏枯草 15 克，菊花 10 克。开水泡，代茶饮。

（8）米醋蛋清方：米醋适量，鸡蛋 1 枚。将鸡蛋打碎，去黄留蛋清在蛋壳内，注入醋，放在一个预先备好的铁丝架上。置火上煮至微沸，取下放凉，再置火上煮微沸，如此 3 次，乘热服之。可散瘀消肿、润燥生津。

（9）绿苔：伏天是治鼻炎大好时机，大雨连绵的伏天，土墙根、沟沿、草木多的阴坡，都长绿苔。用小铲把它们刮下来，放碗里用水泡上半日，洗净后放在水碗里泡着备用。用单层纱布卷绿苔，比鼻孔稍细，塞入鼻孔中，晚上睡觉时塞一个鼻孔，第二天晚上再塞另一个鼻孔，坚持到用完绿苔为止。适宜各类鼻炎。

4. 中成药

（1）通鼻抗感剂

［成分］大蒜、辛夷、白芷、细辛、葛根、桂枝、羌活、麻黄、荆芥、防风、川芎、白芍、生姜、大枣、甘草。

［功能主治］通窍，散寒，清热，解毒。用于外感风寒，鼻塞、鼻痒、喷嚏、流涕、头晕、头痛、恶寒、发热、四肢倦怠；轻、中型感冒及慢性单纯性鼻炎、过敏性鼻炎见上述证候者。

［用法用量］用棉签蘸少许药液涂于鼻腔周壁，感冒见咽痛咳嗽者，可用 10 倍量温开水稀释后的药液含漱，每日 3～4 次。

［禁忌］儿童、孕妇及哺乳期妇女禁用；肝肾功能不全者禁用。

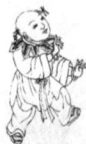

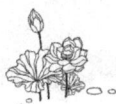

（2）鼻通丸

[成分] 苍耳子（炒）、辛夷、白芷、薄荷、鹅不食草、黄芩、甘草。

[功能主治] 清风热，通鼻窍。用于外感风热或风寒化热，鼻塞流涕，头痛流泪，慢性鼻炎。

[性状] 本品为黄褐色的大蜜丸；气微香，味甘。

[用法用量] 口服，每次1丸，每日2次。

（3）通窍鼻炎片

[成分] 白术、白芷、薄荷、苍耳子、防风、黄芪、辛夷。

[性状] 本品为黄色的糖衣片，除去糖衣后显黄棕色；气芳香，味微苦、辛凉。

[功能主治] 散风固表，宣肺通窍。用于风热蕴肺、表虚不固所致的鼻塞时轻时重、鼻流清涕或浊涕、前额头痛；慢性鼻炎、过敏性鼻炎、鼻窦炎见上述证候者。

[用法用量] 口服，每次5～7片，每日3次。

[禁忌] 忌烟酒、辛辣、鱼腥食物。

（4）滴通鼻炎水

[成分] 蒲公英、黄芩、麻黄、苍耳子、辛夷、白芷、细辛、石菖蒲。

[性状] 本品为棕色的澄清溶液；气芳香，味微苦。

[功能主治] 祛风清热，宣肺通窍。用于伤风鼻塞、鼻窒（慢性鼻炎）、鼻鼽（过敏性鼻炎）、鼻渊（鼻窦炎）。

[用法用量] 外用滴鼻，每次2～3滴，每日3～4次。

[注意事项] 切勿接触眼睛，鼻黏膜损伤者慎用。

（二）外治法

1. 理疗　超短波疗法：应用超高频交流电作用于人体，以达治疗目的的方法。由于治疗时采用电容式电极，而电容场中主要是超高频电场的作用，故又名超高频电场疗法。

超短波作用于人体产生各种生理反应的基本因素是热效应和非热效应。对炎症过程的影响，经大量临床观察和实验研究证明，超短波有消除炎症的作用。其消炎机制：①首先对神经系统产生良好影响，改善神经营养和神经功能状态，使

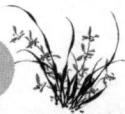

炎症组织的兴奋性降低，阻断或减低了病理性冲动的恶性循环。②使局部组织血管扩张，血液淋巴循环增强，血管壁通透性增高，局部组织的营养和代谢过程改善。③免疫系统功能增强，对炎症组织中的细菌有明显抑制作用。④促使炎症组织中的pH向碱性方向逆转，从而消除了组织的酸中毒，有利于组织的抗炎作用。⑤炎症组织中钾离子减少，钙离子增加，加上血管扩张血循环加强，血管通透性增高，从而有利于炎症消除，并促进渗出液和漏出液的吸收，即所谓脱水作用。⑥加速结缔组织和肉芽组织的再生和生长。

同时超短波对感觉神经有抑制作用，故对急慢性炎症起到镇痛作用。超短波应用于临床治疗各种炎症，疗效确切，基本无不良反应。本疗法对亚急性和慢性期鼻炎、鼻窦炎均有效，临床发现此理疗法适用于阴虚型的慢性单纯性鼻炎［王晓刚.慢性鼻炎及其相关症状的临床治疗探讨.中国医药指南，2013，11（6）：152-153］，但对变应性鼻炎的疗效较差。一般每天治疗1次，每次20分钟，10～15天为1个疗程。

禁忌证：对于有出血倾向者、低血压、心力衰竭、活动性结核、恶性肿瘤、安装起搏器及心瓣膜置换者，都不宜应用该项疗法。

2. 按摩疗法 治疗慢性单纯性鼻炎简便有效［葛鹏，孙治家.推拿治疗慢性鼻炎11例.中国民间疗法，2006，14（8）：21］。

常规用穴：太阳、迎香、曲差、山根、风池、大椎、肺俞、合谷、列缺、大鱼际。

加减穴：神庭、百会、承光、攒竹、少商、尺泽、肾俞、足三里、阴陵泉。

（1）神庭：印堂穴在两眉连线的正中间。神庭穴在印堂穴上面，发际正中直上半寸左右（图2-1）。按摩由拇指沿印堂到神庭连线上来回推50次左右，力量均匀适中。

（2）百会：采用正坐的姿势，百会穴位于人体的头部，头顶正中心，可以通过两耳角直上连线中点，来简易取此穴。（或以两眉头中间向上一横指起，直到后发际正中点）（图2-2），示、中指按压百会1～2分钟。

（3）承光：正坐或仰卧位，在五处后1.5寸，五处与通天之间取穴（图2-3）。按摩由示中指按压承光1～2分钟。

（4）攒竹：当眉头陷中、眶上切迹处。用两拇指罗纹面紧贴在两攒竹穴，做

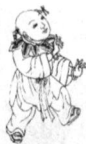

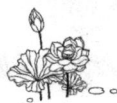

抹法，至太阳，5～7次（图2-4）

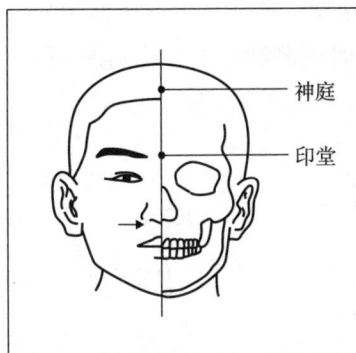

图2-1 神庭、印堂穴

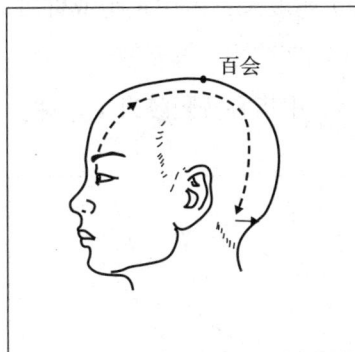

图2-2 百会穴

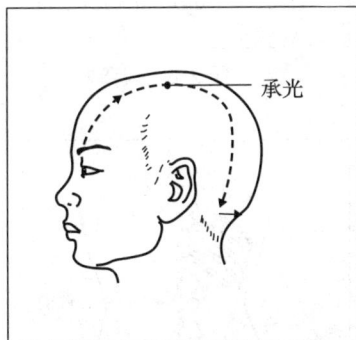

图2-3 承光穴

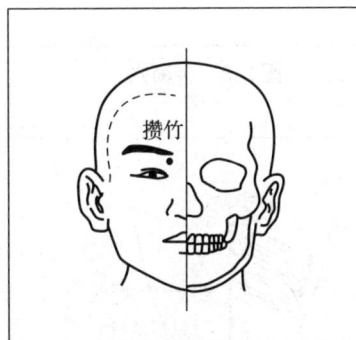

图2-4 攒竹穴

（5）少商：在手拇指末节桡侧，距指甲角0.1寸（指寸）处（图2-5），按摩用拇指揉少商1分钟。

（6）尺泽：屈肘仰掌，在肘窝横纹中央，大筋（肱二头肌腱）外侧凹陷中（图2-6）。实证则加按揉尺泽1分钟。

（7）脾俞：虚证加拇指点按脾俞1分钟，脾俞是足太阳膀胱经中的穴位，位于人体的背部，在第11胸椎棘突下，左右旁开两指宽处（图2-7）。

（8）肾俞：在腰部，当第2腰椎棘突下，旁开1.5寸（图2-8）。拇指点肾俞15分钟。

（9）足三里：足三里穴在外膝眼下3寸，距胫骨前嵴1横指，当胫骨前肌上。取穴时，由外膝眼向下量4横指，在腓骨与胫骨之间，由胫骨旁量1横指（图

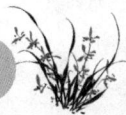

2-9），按摩由示、中指叠按足三里 1 分钟。

（10）阴陵泉：采用正坐或仰卧的取穴姿势，该穴位于人体的小腿内侧，膝下胫骨内侧凹陷中，与足三里相对（或当胫骨内侧髁后下方凹陷处）（图 2-10）。按摩由示、中指叠按阴陵泉 1 分钟。

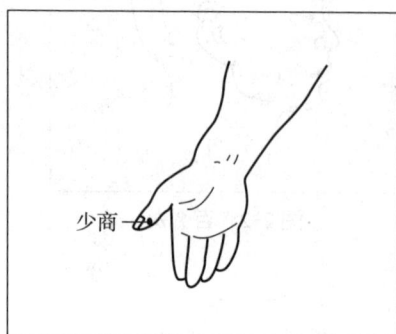

图 2-5　少商穴

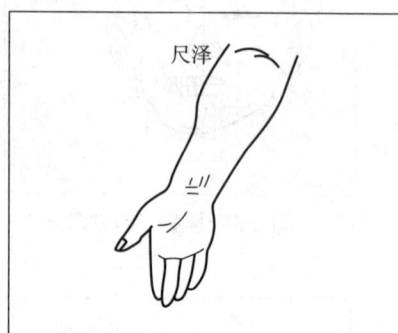

图 2-6　尺泽穴

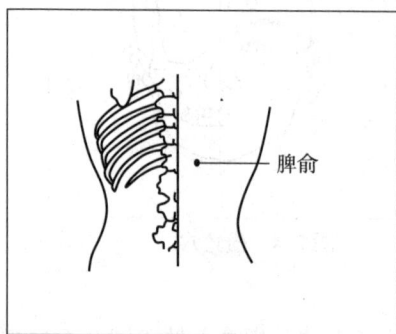

图 2-7　脾俞穴

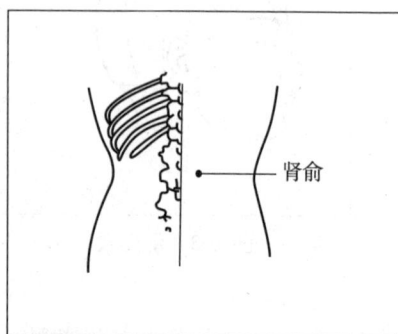

图 2-8　肾俞穴

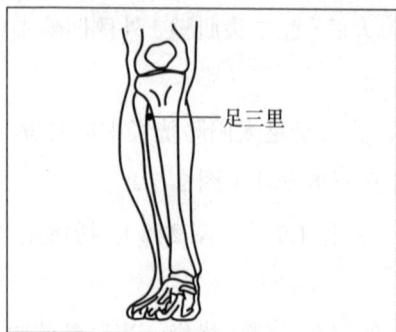

图 2-9　足三里穴

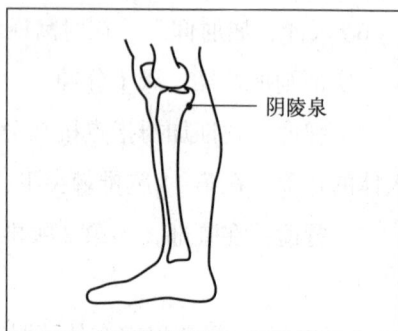

图 2-10　阴陵泉穴

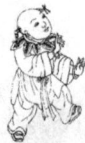

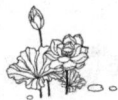

3. **艾灸疗法** 采用直接灸。分为化脓灸、非化脓灸两种，非化脓灸避免了化脓灸治的剧痛、感染化脓和瘢痕的形成。配合"同部同组"和"同经同组"的方法取穴。使同功穴位在一次治疗中同时受到刺激，产生艾灸对穴位的叠加效应，更能发挥艾灸的疗效。

一组：大椎、上星、脑户。

二组：肺俞、脾俞。

三组：关元、命门。

四组：飞扬、至阴。

每次治疗只取1组穴位，每隔2天治疗1次。即第1次治疗为首日取第1组穴位。第2次治疗为第4日取第2组穴位，以此类推。分4次将4组穴位全部灸完：在穴位处皮肤放上小艾炷点燃施灸，患者觉烫感取下换新，每穴位9壮，灸后次日即可发疱，发疱后本穴位不再灸，10日内灸疱自愈，不留瘢痕。

4. **中药贴敷疗法**

（1）药物的选择：①气味俱厚、峻猛力强的药物，生半夏、附子、苍术、胆南星、牵牛、木鳖子、川草乌、巴豆等。但一定要把握好药物剂量和贴敷时间，剂量宜小不宜大，敷贴时间宜短不长。②刺激性发疱类药物，白芥子、斑蝥、蒜泥、甘遂等，这些中药既能单独使用，亦可以与其他药物合用，促使皮肤发疱。

（2）剂型的选择：①糊剂，是指将散剂加入赋形剂，如酒、醋、姜汁、鸡蛋清等调成糊状敷涂在穴位上。外盖消毒纱布，胶布固定。糊剂可使药物缓慢释放，延长药效，缓和药物的毒性。再加上赋形剂本身所具有的作用，可提高疗效。②锭剂，将敷贴药物粉碎过筛后，加水及面糊适量，制成锭剂，晾干，用时以水或醋磨糊，涂布穴位。本剂型多用于慢性病，可减少配制麻烦，便于随时应用。

5. **拔罐疗法**

（1）选穴一：肺俞、天柱、风门、迎香。

[主治] 适宜于肺气虚的各类鼻炎。

[操作方法] 取坐位，取合适的玻璃罐，采用闪火法在同一侧的风门、肺俞、天柱、迎香拔罐20分钟，隔日1次，10次为1个疗程，疗程间隔3～5天。

[穴位加减] 脾肾亏损加气海、脾俞、神阙拔罐，连续治疗3天为1个疗程。

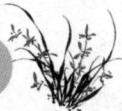

气滞血瘀加膈俞、地机；肺肾阴虚加关元、肾俞、尺泽。可留罐或闪罐。

（2）选穴二：太阳、肺俞、大椎、迎香、印堂。

［主治］适宜于郁热型的各类鼻炎。

［操作手法］取坐位，先用三棱针点刺太阳穴、大椎穴和双侧肺俞穴或加迎香、印堂，取适中口径的玻璃罐，采用闪火法拔上述的已点刺的穴位5分钟，每隔1天重拔1次。

6. 刮痧疗法

（1）选穴：印堂、迎香、合谷、膈俞。

［操作］先行局部皮肤清洁，用刮痧板蘸取润滑剂实施自上而下刮擦，以皮肤潮红、皮下有感点为度，以泻为宜。

［方义］膈俞为八会穴之一，血会膈俞，故能行气活血化瘀。印堂、迎香近于鼻腔局部，善通鼻窍；合谷是手阳明经原穴，能调阳明经气。

［主治］属于气滞血瘀型的慢性鼻炎。

（2）选穴：印堂、迎香、合谷、肺俞、太渊。

［操作］先行局部皮肤清洁，用刮痧板蘸取润滑剂实施自上而下刮擦，以皮肤潮红、皮下有感点为度，以补为宜。

［方义］肺俞扶正通窍，补益肺气；太渊宣理肺气、祛风散邪。配以印堂、迎香近于鼻腔局部，善通鼻窍；合谷是手阳明经原穴，能调阳明经气。

［主治］属于肺气虚型的慢性鼻炎、变异性鼻炎、鼻-鼻窦炎。

7. 磁疗疗法

（1）常用的磁疗种类和方法：①直接贴敷法，即用胶布或贴膏将磁块直接贴于人体穴位与疼点（磁铁直接挨肉）。②间接贴敷法，即用薄布、皮革、钢材等材料，制成各种适体的形状，把磁块装在里面，而后固定于人体穴位或一定部位上。③摩擦法，用3000G左右的磁块，在人体一定穴位或部位，施以一定时间的摩擦。④旋转法，即用磁疗器对准穴位痛点治疗，同时可用双磁疗器将病疼部位夹住南北极结合方法治疗。⑤埋针加磁法，即先将皮内针刺入穴位，上面再加磁片，让磁场通过针射入人体内，给以较长时间的刺激。⑥体内埋磁法，即划破皮，把圆形磁珠埋入皮内，此方法处于试验研究中。⑦磁水疗法，大量欲用经磁场特殊处理过的水，能治疗尿路结石，驱蛔虫，单纯腹泻等病，是一种灵、便

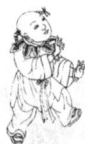

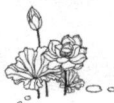

廉的方法。⑧磁椅（或磁床）疗法，椅上设一定的治疗点，治疗点都是交变电磁场，因而磁场强度较大，使用时，令患者躺于椅上，根据治疗不同的疾病，可以开动不同治疗点，以达治疗目的。⑨磁丸疗法，以一种特制的磁丸（或外包药物），令患者吞服体内，同时体外亦用磁场，即可使磁丸停留于食管、胃、肠等部，起治疗作用，最后磁丸可从大便中排出。

（2）常用穴位：磁疗治疗鼻炎的穴位多采用临床治疗鼻炎常用穴位。①鼻腔局部穴位为主，鼻通、迎香、印堂。②躯体穴位：外感风寒加列缺疏风散寒；外感风热加曲池疏风清热；气滞血瘀加膈俞活血通窍；肺气虚加肺腧补益肺气；脾虚加脾俞补益中气；肾虚加肾俞补肾助肺。

8. 皮肤针叩刺疗法

［使用方法］

（1）压击法：适用于硬柄皮肤针，操作时拇指和中指、环指拿住针柄，针柄末端靠在手掌后部，示指压在针柄上。压击时手腕活动，示指加压，刺激的强度在于示指的压力。

（2）敲击法：适用于软柄梅花针，操作时拇指和示指捏住针柄的末端，上下颤动针头，利用针柄的弹性敲击皮肤，刺激的轻重应根据针头的重量和针柄的弹力，靠颤动的力量来掌握。

［叩刺强度］

（1）轻叩：叩打时使用腕力较轻，针盘对皮肤的冲击力度较小，针柄形变不明显。患者稍有疼痛感，局部皮肤出现潮红，但无丘疹、无出血。此法适用于年老体弱，正气亏虚，初次应诊的患者以及敏感度较高的部位，如眼部。

（2）中叩：叩打时手腕用力稍大，针盘对皮肤的冲击力稍大，针柄出现小幅度弯折。患者有轻度痛感，局部皮肤可见明显潮红或丘疹，轻微出血，如治疗湿疹、斑秃等。

（3）重叩：叩打时腕力较重，针盘对皮肤的冲力大，可闻清脆的拍击音，针柄出现大幅度弯折。患者感到明显疼痛，皮肤发红面积大，出血量也大。此法亦可称为放血疗法，出血量每次为2～3毫升。如治疗痛症、带状疱疹初期，包括痛风急性期。

［叩刺部位］主要作用于背部腧穴、夹脊穴及某些特定穴和阳性反应点。

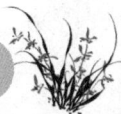

[穴位] 以大椎、肺俞、膏肓俞为主穴。

[配穴] 有瘀象者加心俞穴；伴有脾虚症者加脾俞穴；伴有腰痛、双下肢酸软无力肾虚症者加肾俞穴；痰多者加脾俞穴及丰隆穴。

9. 刺血疗法

[选穴] 通天、口禾髎、曲池、肺俞、风门、素髎、大椎。

[操作] 采用刺血针，常规消毒后，于所选定的各组穴位快速刺入，随即拔出，以挤出两小滴血为度，压迫止血、消毒。2天治疗1次，10次为1个疗程。

[方义] 通天穴、肺俞、风门属足太阳膀胱经穴，主补益肺气，宣通肺卫，散风祛邪；口禾髎、曲池是手阳明大肠经穴，肺与大肠相表里，肺主表，主外感邪气在表诸疾；素髎、大椎属督脉穴，主益气扶正，祛风开窍。诸穴合用，共奏补肺气、固卫表、散风邪、通鼻窍之功。

[主治] 适宜于肺虚型的各类鼻炎[蒙慧菊，李贞培.慢性鼻炎治疗新进展.实用医学杂志，2009，25（15）：2407-2409]。

（三）生活起居

1. 起居　慢性单纯性鼻炎患者生活作息要养成习惯，形成规律，并且要顺应自然，应做到顺应四时：春季应"夜卧早起，广步于庭，披发缓形，以使志生"；夏季应"夜卧早起，无厌于日，使志无怒，使华成秀"；秋季应"早卧早起，与鸡俱兴，使志安宁，以缓秋刑"；冬季应"早卧晚起，必待日光，使志若伏若匿，若有私意，若有所得"。结合体育锻炼，强筋健骨，以预防疾病。

2. 饮食　慢性单纯性鼻炎患者发作时食以粥类为主，可加入药物同煮便称作药粥，亦可将适量药汁兑入粥中供病人服用。常用的食疗方如下。

配方1：冰糖百合汤

[食材] 百合250克，冰糖。

[制法] 将百合去皮衣，加水煮至酥，加冰糖食用。

[用法] 趁热服用。具有补肺益气的功效。适用于鼻炎伴气短乏力、胸闷。

配方2：桃仁红枣汤

[食材] 桃仁12克，大枣20枚。

[制法] 将桃仁水发，去杂质，与大枣同煮至桃仁透明酥烂。加糖适量。

[用法] 趁热服用。具有补血活血的功效。适用鼻炎伴舌质红、舌边瘀紫者。

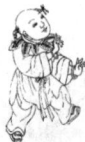

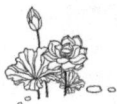

配方3：芎芷炖猪脑

［食材］猪脑（牛、羊脑亦可）1副，川芎、白芷、辛夷花各8克。

［制法］将猪脑洗净剔去红筋备用，将川芎、白芷、辛夷花放砂锅内，加清水2碗，煎取1碗，复将药汁倾入盅内，加入猪脑，隔水炖熟。弃药渣饮汤吃猪脑。

［用法］分2次食用。该药膳有补脑、通窍、扶正祛邪的功效，适用于慢性鼻炎，体质虚弱者。

3. 运动（活动）　慢性单纯性鼻炎患者应长期坚持散步、慢跑、游泳、爬山都能使患者增强肺活量，加速血液循环、促进新陈代谢，利于提高人体免疫力，还能放松心情，促进身心的恢复。

（四）服药及饮食禁忌

慢性单纯性鼻炎属肺胃有热或痰浊壅盛者，宜多吃蔬菜，少吃肉类，适当吃些萝卜、藕、苦瓜等，香蕉宜少吃，酒可少饮，不宜多饮；若虚者则与之相反，但肉食也不宜多吃，尤其在吃药的同时；若气滞血瘀型可吃山楂、乌梅等活血祛瘀之品。

七、西药治疗

1. 病因治疗　通过询问病史和详细检查后分析病因，清除邻近病灶，避免周围环境的致病因素和积极治疗有关的全身性疾病。

2. 局部治疗　采用鼻内普鲁卡因封闭疗法，对单纯性慢性鼻炎有一定疗效。一般采用0.5%普鲁卡因，注射于鼻丘或下鼻甲的前后端或下鼻甲长轴黏膜下。每侧注射1～2毫升，隔日1次，5～6次为1个疗程。

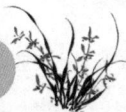

第 3 章

慢性肥厚性鼻炎

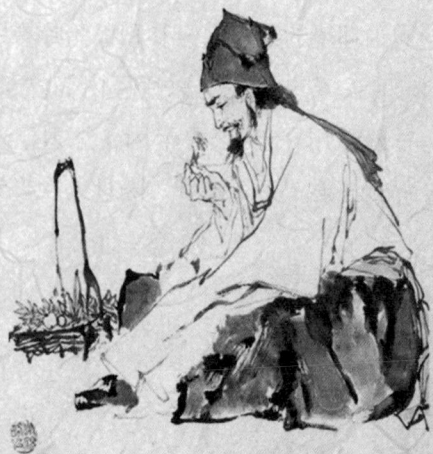

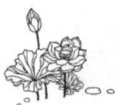

一、时刻警惕慢性肥厚性鼻炎

黄先生自诉3年前因鼻塞反复发作，伴时常流鼻涕，去县中医药就诊，被确诊为"慢性单纯性鼻炎"，之后给予减少充血药物治疗后鼻塞症状好转。然近半年来，黄先生出现持续性鼻塞，伴有黏脓液。无咳嗽、发热等全身不适。自入冬以来，时常晚上鼻塞加重，甚至入睡只能张嘴呼吸。故再次来县中医药就诊，医生询问病情后，做常规检查，查体结果显示：鼻黏膜肿胀，尤其下鼻甲黏膜表面不平，呈结节状或桑椹状，色泽为淡红，紫红。下鼻甲与鼻底、鼻中隔紧贴或鼻中隔变曲，下鼻甲代偿性肥大，1%麻黄碱收敛结果欠佳。经查体后，医生告诉黄先生患了"慢性肥厚性鼻炎"。那么慢性肥厚性鼻炎与单纯性鼻炎有何不同呢？

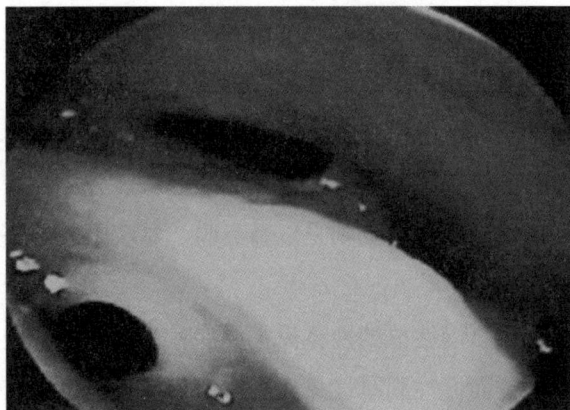

慢性肥厚性鼻炎的下鼻甲肥大

二、什么是慢性肥厚性鼻炎

慢性肥厚性鼻炎是由慢性单纯性鼻炎进一步发展而来，表现为鼻黏膜、黏膜下层、下鼻甲骨膜甚至下鼻甲骨的局限性或弥漫性增生肥厚。临床表现为鼻塞较重，单侧或双侧的持续性鼻塞，多常张口呼吸，嗅觉多减退。鼻涕稠厚，多为黏液性或黏液脓性。

三、诊断要点及鉴别诊断

1.慢性肥厚性鼻炎的诊断要点

（1）持续性鼻塞，嗅觉多减退，鼻涕不多，为黏液性或黏脓性，不易排出。

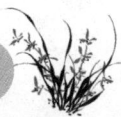

（2）经常张口呼吸，易引起慢性咽炎、慢性喉炎，因下鼻甲前端可阻塞鼻泪管开口，可继发引起鼻泪管堵塞、泪囊炎、结膜炎。

（3）后端肥大压迫咽鼓管咽口，可出现耳鸣、听力减退，可能伴随头痛、头晕、失眠等。

临床检查：鼻黏膜增生、肥厚，呈暗红或紫红色，肥厚的鼻甲常堵塞整个鼻腔，下鼻甲表面不平，呈结节状或桑椹状，以探针轻压下鼻甲，有硬实感，不出现凹陷，或虽有凹陷，但不易立即恢复，对 1% ～ 2% 麻黄碱不敏感，鼻腔底部或鼻道内有黏液或黏脓性分泌物，后鼻镜检查时或见下鼻甲后端肥大，鼻中隔后端黏膜肥厚。

2. 慢性肥厚性鼻炎的鉴别诊断　慢性单纯性鼻炎与慢性肥厚性鼻炎，两者病因基本相同，临床症状十分相似，通常后者系由前者发展演变而来，因此，在临床上，患者病期可能表现为前者，也可能表现为后者，或处于两者之间的过渡时期，给临床鉴别诊断带来困惑，现将两者鉴别要点归纳如下。

（1）病变特点：慢性单纯性鼻炎是以鼻黏膜肿胀、分泌物增多为特点的可逆性黏膜慢性炎症，慢性肥厚性鼻炎则是以鼻黏膜、黏膜下，甚至鼻甲骨质增生肥厚为特征的不可逆性病变。

（2）临床症状特点：慢性单纯性鼻炎主要症状为间歇性或交替性鼻塞，鼻涕增多，主要为黏液性；而慢性肥厚性鼻炎则鼻塞程度较前者为重，呈持续性，并有较明显的闭塞性鼻音及程度不同的嗅觉减退，鼻涕虽不太多，可呈黏液或黏脓性，但不易擤出。两者临床症状并不绝对如上所述，有时可介于两者之间，或兼而有之，如单纯型有时也可出现持续性鼻塞，继发感染时，可有黏脓性分泌物出现等。

（3）鼻腔检查所呈现的特点：慢性单纯性鼻炎，鼻黏膜呈暗红色，黏膜表面光滑，湿润，肿胀，以棉签或探针触压鼻甲组织时，感觉柔软而有弹性，触压时局部凹陷，停止触压时，则凹陷部位立即复原。与此相反，触压慢性肥厚性鼻炎患者的鼻甲组织时，则呈硬实感，不易出现凹陷，或出现凹陷后不易恢复原状；鼻黏膜和鼻甲表面不平，呈结节状或桑椹状，色泽为淡红，紫红或苍白。

（4）血管收缩药的反应：前者由于病变仅仅是由于血管扩张，黏膜炎性肿胀而无增生性变化，因而对收缩药反应良好，一经使用，黏膜肿胀很快减轻，症状

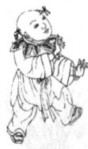

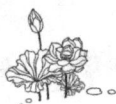

有所改善；而后者因有组织增生肥厚性改变，对血管收缩药反应不佳，症状改善程度亦差。

四、中西医病因病理

1. 西医认识

（1）病因：慢性肥厚性鼻炎与慢性单纯性鼻炎均属于慢性鼻炎，两者病因学基本相同，且后者多由前者发展、转化而来，在组织学上两者缺少绝对的界限，常有过渡型存在。

①局部因素：基本参照慢性单纯性鼻炎，主要因急性鼻炎、鼻腔及鼻窦慢性炎症，以及受慢性扁桃体炎或腺样体肥大等邻近疾病的影响。或者是慢性单纯性鼻炎发展转变。

②全身因素：主要与营养不良，如维生素 A、维生素 C 缺乏，可导致鼻黏膜肥厚，腺体退化；内分泌失调者如甲状腺功能减退可引起鼻黏膜水肿；在青春期和妊娠后期，鼻黏膜常有生理性充血、肿胀，而有慢性鼻炎表现，妊娠期出现鼻炎表现的可称为"妊娠性鼻炎"，这种生理现象大多在青春期后或分娩期后自行缓解，少数"妊娠期鼻炎"可演变为"产褥期肥厚性鼻炎"。

③生活习惯：烟酒嗜好，或长期过度疲劳，可致鼻黏膜血管正常的舒缩功能障碍。

（2）病理：本病是以黏膜、黏膜下层，甚至骨质的局限性或弥漫性增生肥厚为特点的鼻腔慢性炎症。其病理表现为黏膜固有层的动静脉扩张，静脉及淋巴管周围有淋巴细胞和浆细胞浸润，静脉及淋巴回流受阻，静脉的通透性增高，黏膜固有层水肿，继而在血管周围发生纤维组织增生，黏膜肥厚。如病变继续发展，由于纤维组织的压迫而血液循环障碍，可形成局限性黏膜水肿，发展为息肉样变，甚至形成息肉。黏膜上皮之纤毛脱落，变为假覆层立方上皮，病变如向深层发展，累及骨膜，产生成骨细胞，下鼻甲可增生肥厚。黏膜增厚的程度在鼻腔各处不同，通常以下鼻甲最重，下鼻甲前、后端及下缘，以及中鼻甲前端可呈结节状或桑椹状肥厚或息肉样变。鼻中隔黏膜亦肥厚，多发生在与中鼻甲及下鼻甲相对之部位。

慢性肥厚性鼻炎多在慢性单纯性鼻炎基础上，静脉及淋巴管循环逐渐发生

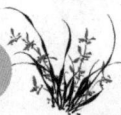

障碍，而动脉尚通畅无阻，故静脉循环壅滞，静脉壁通透性增高，黏膜固有层水肿，致使纤毛上皮化生，黏液腺功能改变，黏液腺内可藏有大量微生物。这一阶段的病变称肥厚性鼻炎，是可逆性的。

2. 中医认识　慢性肥厚性鼻炎属于慢性鼻炎，由慢性单纯性鼻炎进一步发展而来，故此类型疾病多为内虚之症，治疗上应以补气扶正为主。其局部变化有郁热、血瘀、湿浊之别，而且常有夹杂现象，因此，在扶正的同时，必须祛邪。

五、治疗原则

1. 西医　慢性肥厚性鼻炎的治疗原则，除病因治疗外，应用滴药、注射药物冷冻、手术等方法，使鼻甲缩小，解除鼻塞等症状，激光治疗。

2. 中医　以补气扶正为主，治以补肺益脾，兼行气、活血化瘀，清热利湿。

六、中医特色疗法

（一）内治法

1. 经典古方

（1）温肺止流丹

［来源］《辨证录·卷之三·鼻渊门（三则）》："盖涕臭者热也，涕清而不臭者寒也。热属实热，寒属虚寒。兹但流清涕而不腥臭，正虚寒之病也。热症宜用清凉之药，寒症宜用温和之剂，倘概用散而不用补，则损伤肺气，而肺金益寒，愈流清涕矣。方用温肺止流丹。"

［组成］诃子3克，甘草3克，桔梗9克，石首鱼脑骨（煅过存性，为末）15克，荆芥1.5克，细辛1.5克，人参1.5克。

［用法］水煎服。

［主治］慢性鼻炎（肺脾气虚，邪滞鼻窍），鼻－鼻窦炎（肺气虚寒）。

2. 名家名方

冯庆莲：小柴胡汤加味

［组成］柴胡、黄芩各12克，半夏10克，泡参25～30克，甘草6克，大枣4枚，生姜3片，白芷、川芎、防风、桔梗、辛夷各10克，赤芍15克。

［加减］头痛甚加蔓荆子、藁本以辛散止痛；咳嗽痰多，加前胡、紫菀、百

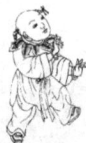

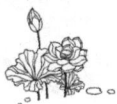

部等以止咳化痰；鼻痒、喷嚏频频，或苔薄白、舌淡、脉弱者，加僵蚕、黄芪、白术以益气固表，祛风散邪；胃纳不佳者，加枳壳、麦芽以醒脾和中；流黄稠浊涕者，加银花、贯众以清肺热，口渴甚者再加石膏以加强清肺热之功。

〔用法〕水煎服。日1剂，分3次服。1周为1个疗程。

〔主治〕慢性鼻炎。

〔方解〕小柴胡汤加味是凉山州名中医、西昌市人民医院主任中医师、凉山州中医学会常务理事冯庆莲的经验方。冯氏认为慢性鼻炎病因病机系肺气虚弱，腠理疏松，卫表不固，风寒之邪乘虚而入，滞于鼻窍，日久郁而化热；或肺气虚弱，正不胜邪，余邪不去，湿热久蕴所致。因而采用祛邪固表，即疏风通窍、清热除湿、补益肺气之剂内服进行治疗。方用小柴胡汤加味，旨在疏风通窍，清热除湿，补肺益气，实为正治。

3. 秘验单偏方

（1）麝夷粉：麝香0.3克，辛夷1.2克。二药共研细粉，装瓶密闭备用。每次取如绿豆大一小团，用药棉包药成棉球塞鼻。每次30分钟，每日早晚各1次。如两鼻腔均不通气，可交替塞药。适用于各类鼻炎。

（2）鼻痔验方：西月石10克，雄黄3克，冰片0.3克。上药共研细末，吸入鼻中，每日3～4次。适用于慢性鼻炎兼鼻息肉（鼻痔）者。

4. 中成药

（1）鼻渊舒口服液

〔成分〕苍耳子、辛夷、薄荷、白芷、黄芩、栀子、柴胡、细辛、川芎、黄芪、川木通、桔梗等13味。

〔性状〕本品为棕色的液体；具有特异香气，味甜、微苦。

〔功能主治〕通利鼻窍。用于鼻塞不通、流黄稠涕、急慢性鼻炎、副鼻窦炎。适用于因感冒引起鼻塞不通、流黄稠涕、急慢性鼻炎、副鼻窦炎。还能明显改善鼻塞不通，头晕胀痛，鼻腔分泌物增多，鼻窦区压痛，鼻甲肥大等症状。

〔用法用量〕口服，每次10毫升，每日3次（临床推荐：20天为1个疗程，一般1～2个疗程，必要时可延长至3个疗程）。

〔注意事项〕本品略有沉淀是正常现象，服用本品时，请摇匀或用温开水浸泡药瓶沉淀。

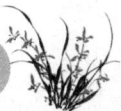

（2）鼻窦炎口服液

［成分］辛夷、荆芥、薄荷、桔梗、柴胡、苍耳子、白芷、川芎、黄芩、栀子、茯苓、川木通、黄芪、龙胆草。

［功能主治］用于慢性鼻炎、鼻窦炎引起的鼻塞不通，流黄稠涕。

［用法用量］口服，每次1支，每日3次，20日为1个疗程。

（3）鼻炎康片

［成分］广藿香、苍耳子、鹅不食草、野菊花、黄芩、麻黄、当归、猪胆粉、薄荷油、马来酸氯苯那敏。辅料为硬脂酸镁、二氧化硅、氢氧化铝、淀粉、滑石粉、麦芽糊精、薄膜包衣预混剂。

［性状］本品为糖衣片，除糖衣后显褐棕色；味微甘而苦涩、有凉感。

［功能主治］清热解毒，宣肺通窍，消肿止痛。用于急慢性鼻炎，过敏性鼻炎等。

［用法用量］口服，每次4片，每日3次。

［不良反应］可见困倦、嗜睡、口渴、虚弱感。

［禁忌］孕妇慎用。

［注意事项］凡过敏鼻炎属虚寒症者慎用。

（4）辛夷鼻炎丸

［成分］苍耳子、山白芷、菊花、三叉苦、薄荷、南板蓝根、广藿香、鹅不食草、防风、鱼腥草、辛夷、甘草等13味。

［性状］本品为黑色的包衣浓缩水丸，除去包衣后，显棕褐色；气芳香，味甘凉、微苦。

［功能主治］祛风，清热，解毒。用于鼻炎。

［用法用量］口服，每次3克，每日3次。

［注意事项］用药后如感觉唇部麻木者应停药。

（二）外治法

1.理疗　常用微波治疗［廖首本．微波治疗慢性肥厚性鼻炎126例．微创医学，2007，2（1）：65］。

微波是一种高频电磁波，临床上利用微波的热效应，组织局部温度可以升高，生物组织受微波辐射后，组织中的水分子、离子和其他分子的偶极子受到急

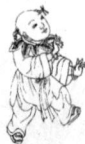

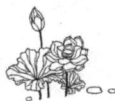

速电场变化而出现趋向运动，进而发生高速旋转而产生热效应达到治疗目的。用微波照射病变部位，其治疗效果远远超过其他热敷方法。以其简便、安全、痛苦小、费用低、无并发症、效果显著的特点广泛用于临床。

治疗炎症的机制：炎症往往是由于受伤、受细菌感染或病毒感染，或某种维生素缺乏和过敏等引起的局部病变。病变的主要特征是血液循环不畅。当微波照射到病变部位时，病变组织就会迅速升温，当某一部位温度超过某一阈值时，人体就会产生自我保护反应：即加强对该部位供血，改善病变部位的血液循环的条件，同时增加病变的营养，从而打通被压迫堵塞的毛细血管，使该部位的血液循环趋于正常，使炎症的逐渐消失。微波本身就有杀菌消毒之特性，从而达到通络消炎之目的。

临床多用微波治疗变应性鼻炎的作用机制：①由于微波的热效应使高敏区病变黏膜组织水肿吸收，通气功能改善；②微波的热效应使病变黏膜坏死脱落，产生新的正常黏膜重新发挥防御和屏障功能；③神经肽 P 物质在变态反应性鼻炎发病机制中的作用是鼻炎的病理基础，微波对 SP 的分解灭活，减少鼻部 SP 水平起了一定的作用。

微波治疗还用于治疗急慢性鼻炎、肥厚性鼻炎等，该疗法使局部血管扩张，促进局部血液循环和新陈代谢，调节神经系统，改善免疫功能，增加白细胞吞噬作用，抑制细菌生长，并加速代谢产物及炎性产物的排泄，促进渗出物吸收。通过治疗一次病人鼻塞、头痛症状即可明显减轻。急性鼻炎一般治疗 1 个疗程即可痊愈，慢性鼻炎急性发作者，1 个半疗程即可痊愈或明显好转。微波热疗对急慢性鼻炎，在改善局部症状，减轻病人痛苦方面疗效快、不良反应少、行之有效。

注意事项：①微波理疗时间每次以不超过 30 分钟为宜；②微波理疗的功率以患者的温热舒适感为宜；③有金属植入物处不得用微波直接照射，以免灼伤；④带有心脏起搏器的患者要远离微波治疗仪；⑤不得直接照射眼睛；⑥对热不敏感的患者慎用微波热疗；⑦不能照射睾丸。

2. 耳部按摩疗法　治疗慢性肥厚性鼻炎简便有疗效［胡丹霞 . 按摩疗法在耳鼻喉科的临床运用 . 按摩与引导，1993，（4）：38-39］。

［耳部常规穴］肾、肺、内分泌、外鼻、内鼻、肾上腺。

［加减穴］大肠、膀胱、颈椎。

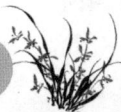

（1）膀胱：肾与艇角穴之间（图3-1）。按摩以示指端压揉1分钟。

（2）大肠：耳轮脚上方前部（图3-2）。按摩以示指端按揉1分钟。

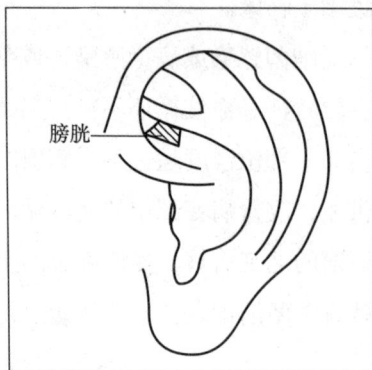

图3-1　膀胱耳部反射区

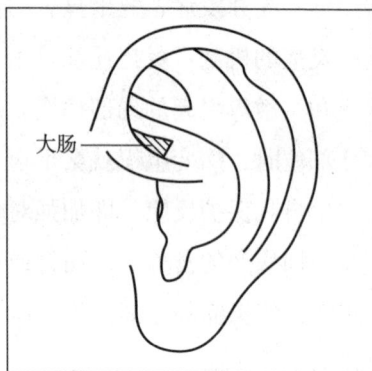

图3-2　大肠耳部反射区

（3）颈椎：在对耳轮体部将轮屏切迹至对耳轮上、下脚分叉处分为五等份，下1/5为颈椎（图3-3）。按摩以示指按揉1分钟。

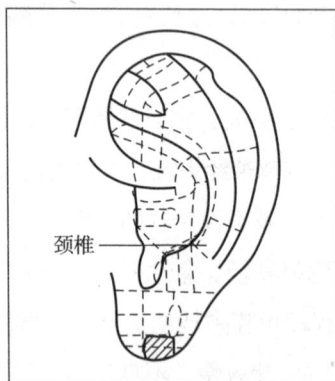

图3-3　颈椎耳部反射区

3.足部按摩疗法

［常规穴］大脑、额窦、鼻、肺支气管、头颈淋巴结、输尿管、膀胱穴。

［加减穴］甲状旁腺、胸部淋巴结。

［主治］慢性肥厚性鼻炎。

（1）甲状旁腺：位于双足内侧缘第1趾趾关节前方的凹陷处（图3-4）。按摩以拇指点按1分钟。

（2）胸部淋巴结：位于双足背第1跖骨及第2跖骨间缝处（图3-5），按摩

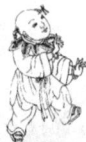

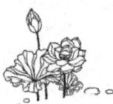

以拇指推揉 1 分钟。

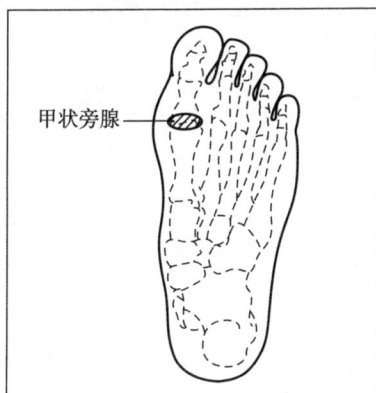

图 3-4　甲状旁腺耳部反射区

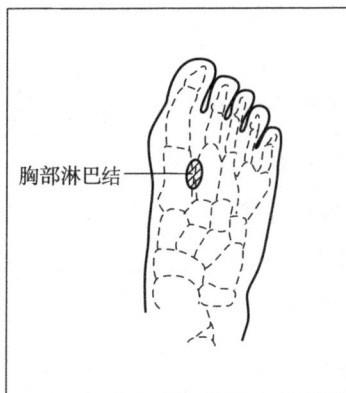

图 3-5　胸部淋巴结耳部反射区

4. 中药穴位敷贴疗法

[选穴] 大椎、肺俞、心俞、膈俞。

[操作方法] 选白芥子、细辛、延胡索、甘遂、生姜等刺激性强的药物，采用天灸疗法：根据《内经》"春夏养阳"原则特取每年农历初、中、末伏第 1 天进行治疗，又称其三伏天天灸。

[主治] 用于防治冬天易发作的慢性鼻炎、支气管炎、哮喘等。

[注意事项] 敷药前患者应洗澡或局部清洗；敷药期间暂勿洗澡，不要长住低温环境（空调温度不宜过低），防止腠理闭塞，影响贴敷效果；敷药期间禁食生冷、荤腥等。

5. 拔罐疗法

[选穴] 印堂、肺俞、脾俞、大椎、足三里。

[主治] 适用于慢性肥厚性鼻炎。

[操作方法] 刺罐法，除印堂外，均用梅花针叩刺、拔罐 20 次，可以在迎香、鼻通用毫针针刺后不留针以配合治疗，病情好转后，用走罐拔背部相应段夹脊穴善后。

6. 刮痧疗法

[选穴] 印堂、迎香、合谷、脾俞、足三里。

[操作方法] 先行局部皮肤清洁，用刮痧板蘸取润滑剂实施自上而下刮擦，以皮肤潮红、皮下有感点为度，以补为宜。

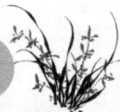

[方义]脾俞扶正通窍，健脾益气。足三里能扶助中焦，促进气血生化。配以印堂、迎香近于鼻腔局部，善通鼻窍，合谷是手阳明经原穴能调阳明经气。

[主治]脾气虚型慢性鼻炎（沈雪勇.经络腧穴学.2版.北京：中国中医药出版社，2008）。

7. 磁疗疗法

[选穴]耳部穴位取过敏点、内鼻、外鼻、肺区、脾区、肾上腺、内分泌、皮质下等穴。

[操作]任取 4～5 个耳穴，清洁局部，以磁片盖压固定。双耳同时进行，每周 2 次。

[方义]肺开窍于鼻，肾为气之本，脾气壮而肺气足，结合患者具体情况选择肾区、脾区、肺区、过敏点等相关穴位，依据现代医学生理病理理论选内分泌、肾上腺素、皮质下等相关穴位。

8. 针刺疗法

[选穴]尺泽、大椎、肾俞、脾俞、印堂、迎香、肺俞、风门穴。

[操作]尺泽穴直刺 0.5～0.8 寸，或点刺出血，可灸。其余穴采用斜刺，斜刺 0.5～0.8 寸。

[方义]迎香穴位于鼻翼外缘中点旁，当鼻唇沟中，属于手阳明大肠经腧穴，具有通利鼻窍，疏散风邪，主治鼻部疾病，如鼻衄、鼻渊。肺俞穴，是肺脏之气输注于背部的腧穴，具有补肺益气、宣肺平喘之功。风门穴属于足太阳膀胱经之腧穴，具有疏风解表、宣肺降气之功。印堂穴为经外奇穴，位于两眉之间，鼻根上方，是治疗头、口、鼻疾的常用穴之一。脾俞具有健脾利湿、益气统血之功；大椎属督脉之腧穴，具有疏风解表、清解里热之功，针刺大椎穴可以通利鼻窍，增强体质。尺泽具有清泻肺热、滋阴润肺之功［潘晓云，熊杰.针刺治疗慢性肥厚性鼻炎.中华针灸电子杂志，2016，5（3）：106-107］。

9. 刺血疗法

[选穴]下迎香（经验穴）、巨髎、足三里、印堂、百会、脾俞。

[操作]采用刺血针，常规消毒后，于所选定的各组穴位快速刺入，随即拔出，以挤出两小滴血为度，压迫止血、消毒。2 天治疗 1 次，10 次为 1 个疗程。

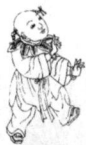

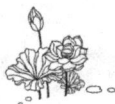

［方义］下迎香为经验穴，位于迎香与巨髎连线的中点，主宣肺固卫，通利鼻窍。印堂、百会位于督脉循行线上，能统摄阳气，祛风升阳。巨髎、足三里为足阳明胃经穴，有扶正祛邪的作用。脾俞补气健脾。诸穴配伍，起补虚扶正、健脾通窍作用。

［主治］适宜于脾虚型的各类鼻炎。

（三）生活起居

1.起居　慢性肥厚性鼻炎患者起居上，以休息及常规药物为主，并结合相应锻炼疗法，做到生活有规律，夏季应做好准备，寒冷季节，注意防寒保暖，以免感冒，加重病情。

2.饮食　慢性肥厚性鼻炎患者，饮食上多食用健脾益气、滋阴的食物。常见的食疗方如下。

配方1

［食材］新鲜椰子肉150克，黑枣20枚，鸡肉200克，枸杞子50克。

［制法］将新鲜椰子肉榨汁，黑枣去核，鸡肉切块，与枸杞子同碗隔水蒸熟。调味后食之。

［用法］趁热服用。本方具有健脾滋阴、益气通窍的功效。适用鼻炎伴黏稠鼻涕多，头涨重，大便溏薄。

配方2

［食材］羊睾丸一对，黄酒适量。

［制法］将羊睾丸洗净后，放瓦片或砂锅内焙黄（不可炒焦炒黑），研成细末，用温开水或黄酒送下。

［用法］分二次服完，连续用2～3天见效。

3.运动（活动）　慢性肥厚性鼻炎患者应长期坚持慢跑、散步等合理的户外运动，加强肺活量，提高机体免疫力，平时多按摩鼻部，多做鼻炎运动疗法，降低鼻腔气道阻力，从而提高鼻炎的鼻道、鼻窦、肺部等器官的调控能力。

（四）服药及饮食禁忌

慢性肥厚性鼻炎与慢性单纯性鼻炎饮食上基本相似，气滞血瘀型可吃山楂、乌梅等活血祛瘀之品；患者在服药期间，不宜多吃肉食，应食清淡、有助于消化的、健脾胃的粥类食物。

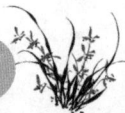

七、西药治疗

1. **病因治疗**   通过询问病史和详细检查后分析病因，清除邻近病灶，避免周围环境的致病因素和积极治疗有关的全身性疾病。

2. **局部治疗**   ①鼻黏膜下硬化疗法，硬化剂常用 5% 鱼肝油酸钠、80% 甘油、15% 氯化钠与 50% 葡萄糖混合液、70% 乙醇等。注射硬化剂前，须用血管收缩药测试鼻黏膜的收缩性，鼻黏膜收缩轻微的，不宜采用此法。全身性慢性病如动脉硬化、高血压、严重的心脏病和急性上呼吸道炎者，均忌用硬化剂注射治疗。②应用稀化黏素，使分泌物易于排出，对于流涕较多者可用异丙托溴铵喷鼻。

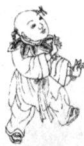

第 4 章

干燥性鼻炎

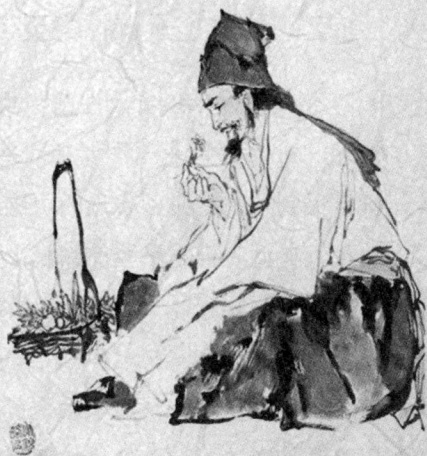

一、干燥性鼻炎的烦恼

赵女士自诉近半月入秋以来鼻腔灼热感，时有鼻出血，口渴多饮，思饮喜凉，自觉潮热，夜间明显，手足汗多，平素烦躁、易怒，夜寐欠安，夜尿2次，大便偏干。有"慢性鼻炎"病史10余年，无咳嗽、发热等全身不适。自服药物后症状未见好转，故来县中医药就诊。医生查体发现鼻中隔基本居中，双下鼻甲不大，鼻黏膜干燥、潮红，利氏区见糜烂，鼻道干净，舌质红，苔薄少，脉细。医生根据病情及查体确诊赵女士患了"干燥性鼻炎"，属于气阴亏虚型。

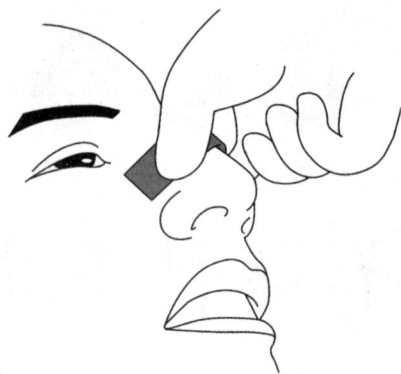

干燥性鼻炎

二、什么是干燥性鼻炎

干燥性鼻炎亦名干性前鼻炎，简称干性鼻炎，是一种较常见的鼻黏膜慢性炎症。过去认为本病不属独立疾病，只是萎缩性鼻炎的早期表现，但临床上的确常见到一些有典型表现的病例，故目前认为它是与萎缩性鼻炎不同的另一类疾病。其典型表现是鼻腔前黏膜干燥、充血，表面有黏稠分泌物或覆有薄痂，但无鼻腔后的黏膜和鼻甲萎缩。患者有鼻干、少量鼻出血，但无恶臭味，且嗅觉仍多正常。

干燥性鼻炎于秋冬干燥季节多发或加重，发病原因与工作环境及外界气候等因素密切有关，在粉尘多的环境中或空气干燥、气温过冷过热、变化急剧的情况

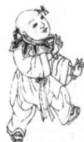

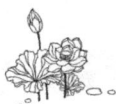

下易发本病。另外，维生素缺乏、吸烟、饮酒、便秘、贫血及其他全身性疾病，均易引起鼻黏膜的改变，在患者抵抗力减弱的情况下，常引起发病，故临床上并不少见。中医称为"鼻燥"，气候干寒或燥热，环境多尘，耗伤肺津，鼻窍失于濡养，属于燥邪伤鼻证。

三、诊断要点及鉴别诊断

1. 干燥性鼻炎的诊断要点

（1）鼻腔干燥感：患者自觉鼻腔前部干燥不适，分泌物量少而黏稠，不易擤出，有时可带血涕，少数患者可伴有鼻咽部、咽部干燥感。

（2）鼻腔刺激、不适感：患者可有刺痒、异物感，常喜揉鼻，擤鼻或挖鼻孔以便排出分泌物或痂皮，使症状缓解。

（3）鼻出血：由轻微外伤所引起，如擤鼻、挖鼻、喷嚏等。出血量多较轻微或偶然带血涕。

临床检查：前鼻镜检查可见鼻中隔软骨部前分相当于利氏区及与之对应的下鼻甲前端黏膜干燥，色浅淡或暗红，失去正常光泽，其表面可覆有散在或片状白、黄白或灰白色薄痂皮，有时痂皮与其下的黏膜附着较紧，痂下黏膜常有表面糜烂，甚至有溃疡形成，故除去痂皮时常伴有轻微出血。发生于鼻中隔前分的溃疡逐步加深后，有可能形成鼻中隔穿孔。鼻腔前份黏膜表面或鼻底可附有黄白色黏稠分泌物，量不多。如有鼻中隔偏曲，则偏曲凸侧面的表现更明显。

2. 干燥性鼻炎的鉴别诊断

（1）萎缩性鼻炎：萎缩性鼻炎的病变在鼻腔内存在较广泛，有不同程度的下鼻甲萎缩，如伴结痂时则痂皮量较多，可出现于总鼻道、鼻中甲表面，痂下黏膜光滑，臭鼻症患者伴恶臭味和嗅觉障碍。

（2）鼻硬结症：硬结症第一期（鼻炎期）出现鼻腔黏膜萎缩，下鼻甲变小，鼻腔宽敞，可有灰绿色痂，类似萎缩性鼻炎表现，常同时伴咽、喉病变；干性鼻炎病变较硬结症局限，不难区别。

（3）鼻梅毒：鼻腔梅毒瘤多发生于鼻中隔后骨部，形成鼻中隔穿孔，干燥、结痂，多有塌鼻畸形。患者有不洁性交史，梅毒血清反应阳性。

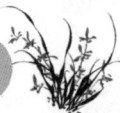

四、中西医病因病理

1. 西医认识

（1）病因

①生活于干燥、酷热或严寒、气温变化大、雨水少、风沙大环境中的人干性鼻炎发病率较高。

②职业因素：在高温、粉尘、化学性有害气体环境下工作的工人中，发病率较一般人群为高。

③全身慢性病患者容易发生干性鼻炎，尤其常见于贫血、消化不良、便秘和肾炎患者。

④营养缺乏：常见于维生素 A、维生素 B_2 缺乏为主。前者缺乏会出现黏膜上皮退行性变，腺体分泌减少，形成干燥、结痂；后者缺乏可引起组织细胞的新陈代谢发生障碍，引发鼻黏膜退行性变。

⑤嗜烟、酒或者酒精中毒的患者有干性鼻炎的发生。

⑥药物因素：现代医学中抗组胺药、自主神经作用药或拮抗药、肿瘤化疗药及皮质激素类等药物的不良反应都可引起鼻腔，口腔等部的干燥。

（2）病理：干燥性鼻炎常与干、热、粉尘、化学气体、营养障碍等因素导致鼻腔前分黏膜干燥、变薄，基底膜增厚，上皮化生（由假复层柱状纤毛上皮成为立方或鳞状上皮，表面黏膜毡丧失），固有层有纤维组织增生和慢性炎症细胞浸润，上皮杯状细胞和黏膜下层的浆、黏液腺数量减少、分泌功能减退，致使分泌物变黏稠；可在黏膜表面结成片状或散在薄痂，痂下黏膜可有糜烂或浅表溃疡。上述病变类似萎缩性鼻炎的早期或轻度改变，但一般无鼻腔后份的黏膜和鼻甲萎缩。部分患者可同时伴有咽黏膜干燥。

2. 中医认识 干燥性鼻炎和萎缩性鼻炎均属于中医"鼻槁"的范畴。本病以鼻内干燥、黏膜干燥或萎缩、嗅觉失灵、部分病人鼻气腥臭为其特点，又称"鼻干"或"鼻燥"。本病的病因与燥邪、阴虚、气虚等有关。其病机主要是津伤而导致鼻窍失以濡养。其病位在鼻，多与肺、脾、肾等脏腑功能相关。鼻槁的发生多有虚实两证，实证多与燥邪伤肺有关，虚证则为阴虚、气虚，日久伤阴，气血阴津匮乏不足以布达全身所致而发为本病。

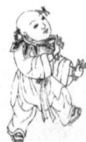

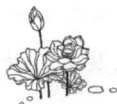

（1）肺肾阴虚：久病伤阴，肺阴不足，津液不能上输于鼻，鼻失滋养，甚则肺虚及肾，肺肾阴虚，虚火上炎，灼伤鼻窍黏膜，致使鼻干、黏膜枯萎而病。肺阴虚气津不足，肾阴虚，阴亏津少鼻窍肌膜失于滋养，故鼻内干燥。燥热之灼伤肌膜，则鼻内灼热，肌膜萎缩；邪毒滞留，灼腐肌膜，则有脓涕、血痂，有恶臭。因伤络易为鼻衄，全身征象及舌、脉象均为肺肾阴亏之表现。

（2）脾气虚弱：久病体弱，或饮食不节，劳倦过度，损伤脾胃，致脾胃虚弱，气血精微生化不足，无以上输充养鼻窍，鼻失气血滋润而为病。若脾不化湿，湿蕴化热，湿热上蒸，熏灼鼻窍黏膜，亦可致本病。脾气虚弱，运化失健，气血生化不足，水谷精微不能上布，鼻失滋养，则鼻内干燥，嗅觉失灵，鼻内肌膜萎缩；脾虚湿停，浊壅不降，郁而化热，灼腐成脓，则鼻痂黄而量多。全身兼证及舌脉象均为脾虚湿盛之象。

（3）燥邪犯肺：多因气候干燥，或多尘。高温的工作环境，燥热之邪伤肺，循经上灼鼻窍，耗伤津液，鼻窍失养，发为鼻槁。燥热袭肺，耗伤津液，鼻窍黏膜失养，故鼻内干燥、灼热疼痛，鼻黏膜干燥，燥热伤络，则涕痂带血，燥热伤肺，肺失清肃，故咽痒干咳，舌尖红、苔薄黄少津、脉细数亦为燥热伤肺之象。

五、治疗原则

1.西医　以改善工作环境，矫正营养不良及消除局部感染局部对症处理等。

2.中医　肺肾阴虚，治以滋养肺肾，生津润燥；脾气虚弱，治以健脾益气，祛湿化浊；燥邪犯肺，治以清燥润肺，宣肺散邪。

六、中医特色疗法

（一）内治法

1.经典古方

（1）清燥救肺汤

［来源］《医门法律·卷四·伤燥门》："治诸气郁，诸痿喘呕。"

［组成］桑叶经霜者、苦桔梗各三钱（9克），石膏煅二钱五分（8克），甘草一钱（3克），人参七分（2克），胡麻仁（炒）一钱（3克），真阿胶八分（3克），

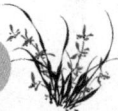

麦冬（去心）一钱二分（4克），杏仁（泡，去皮尖，炒黄）七分（2克），枇杷叶（刷去毛，蜜涂，炙黄）一片（3克）。

[用法]水一碗，煎六分，频饮二三次，滚热服。

[主治]干燥性鼻炎、萎缩性鼻炎（燥邪犯肺）。

[方解]本方所主系燥热伤肺之重证。秋令气候干燥，燥热伤肺，肺合皮毛，故头痛身热，肺为热灼，气阴两伤，失其清肃润降之常，故干咳无痰，气逆而喘，咽喉干燥，口渴鼻燥。《素问·至真要大论》载："诸气膹郁，皆属于肺"，肺气不降，故胸膈满闷。治宜清燥热，养气阴，以清金保肺立法。方中重用桑叶质轻性寒，清透肺中燥热之邪，为君药。温燥犯肺，温者属热宜清，燥胜则干宜润，故用石膏辛甘而寒，清泄肺热；麦冬甘寒，养阴润肺，共为臣药。《难经·第十四难》载："损其肺者益其气"，而胃土又为肺金之母，故用甘草培土生金，人参益胃津，养肺气；麻仁、阿胶养阴润肺，肺得滋润，则治节有权。《素问·藏气法时论》载："肺苦气上逆，急食苦以泄之"，故用杏仁、枇杷叶之苦，降泄肺气，以上均为佐药。甘草兼能调和诸药，以为使。如此，则肺金之燥热得以清宣，肺气之上逆得以肃降，则燥热伤肺诸证自除，故名之曰"清燥救肺"。

（2）百合固金汤

[来源]《慎斋遗书》卷七载："大手太阴肺病，有因悲哀伤肺，患背心前胸肺募间热，咳嗽咽痛，咯血，恶寒，手大拇指循白肉际间上肩背，至胸前如火烙，宜百合固金汤。"

[组成]熟地黄、生地黄、当归身各9克，白芍、甘草各3克，桔梗、元参各2.4克，贝母、麦冬、百合各1.5克。

[用法]水煎服。

[功效]助肾滋水，保肺安神，清热润燥，除痰止咳养血，平肝清金，利咽宣上。

[主治]干燥性鼻炎、萎缩性鼻炎（肺肾阴虚）。

[方解]（1）《医方集解》载：此手太阴、足少阴药也。金不生水，火炎水干，故以二地助肾滋水退热为君；百合保肺安神；麦冬清热润燥；玄参助二地以生水；贝母散肺郁而除痰；归、芍养血兼以平肝；甘、桔清金。皆以甘寒培元清本，不欲以苦寒伤生发之气也。

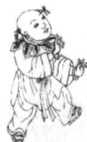

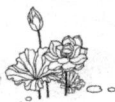

（2）《医方考》载：此方金水相生，又兼养血，治肺伤咽痛失血者最宜。李士材谓，清金之后宜顾母，识解尤卓。予谓咽痛，一定即当培土生金也。

（3）《成方便读》载：百合色白，其形象肺，故能独入金家，为保肺宁神、清金润燥之品。又肺肾为子母之脏,《医贯》所谓母藏子宫，子隐母胎，故水虚则金受火刑。地黄、玄参壮水之主；麦冬、贝母清肺之烦；白芍平肝以保肺；当归引血以归经；甘、桔本为成方，可以利咽喉而宣上部之结热也。

2. 名家名方

陈小宁：培土生金方

［组成］太子参 10 克，白术 6 克，山药 10 克，白芍 10 克，生地黄 10 克，玄参 10 克，麦冬 10 克，当归 6 克，天花粉 10 克，桑叶 10 克，菊花 10 克，葛根 10 克，炙甘草 3 克。

［用法］水煎服，每日 1 剂。

［主治］干燥性鼻炎（气阴亏虚型）。

［方解］培土生金方是南京中医药大学教授、博士研究生导师陈小宁经验方。培土生金方中太子参与白术共用补脾气、生津液；山药、白芍共用清热敛阴；生地黄、玄参滋阴清热；麦冬、当归化生阴血；天花粉补肺养阴；桑叶、菊花清宣浮热；葛根载药上行；甘草调和诸药。纵观全方，具有补益脾气、化生津血、养血润燥之功效［陈小宁，袁媛.陈小宁教授治疗干燥性鼻炎的经验.云南中医中医杂志，2013，34（6）：5-6］。

3. 秘验单偏方　芝麻油方：芝麻油适量。每侧鼻腔滴 2 滴，每日 2 次。此方法具有润燥、清热、消肿之功效，主治萎缩性鼻炎、鼻炎秋季发作干燥难受者（王永钦.中医耳鼻咽喉科临床手册.北京：人民卫生出版社，1996：112）。

4. 中成药

（1）六味地黄丸

［成分］熟地黄、黄酒、山茱萸、牡丹皮、山药、茯苓、泽泻，辅料为蜂蜜。

［功能主治］滋阴补肾。本品用于肾阴亏损头晕、耳鸣、腰膝酸软、骨蒸潮热、盗汗、遗精之萎缩性鼻炎和干燥性鼻炎患者。

［用法用量］口服，大蜜丸每次 1 丸，每日 2 次。

［注意事项］感冒发热病人不宜服用；服药期间出现食欲缺乏、胃脘不适、

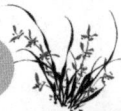

大便稀、腹痛等症状时应去医院就诊。

（2）养阴清肺丸

［成分］白芍、薄荷、川贝母、地黄、甘草、麦冬、牡丹皮、玄参。

［功效主治］养阴清肺，清热利咽。用于咽喉干燥、疼痛、干咳、少痰之萎缩性鼻炎和干燥性鼻炎患者。

［用法用量］口服，每次1丸，每日2次。

［禁忌］有高血压、心脏病、肝病、糖尿病、肾病等慢性病严重者应在医师指导下服用。

（二）外治法

1. 艾灸疗法　多采用雷火灸。雷火灸较普通艾灸火力猛、渗透力更强。灸条采用防风、苍耳子、田七、藁本等疏风通络，黄芪、乌梅等益气固表之中药制成。以祛风散寒、宣肺开窍、活血通络，达到治疗目的，并能改善局部血液循环，减轻组织水肿，恢复鼻腔黏膜组织及鼻腔神经正常功能。常用灸法如下。

（1）从上星至素髎穴、从印堂至左右侧迎香穴各灸60次左右，速度以每秒一个来回为宜。

（2）S型灸前额60次。

（3）雀啄法灸印堂、睛明、迎香、上星穴及双侧鼻孔，每穴30次。

（4）灸耳郭的前后至发红发热，各40次。

（5）雀啄法灸耳心30次。

（6）雀啄法灸双侧合谷30次。

（7）悬灸迎香、印堂、上星等穴位。

（8）迎香、合谷、印堂、上星、列缺、第1～7颈椎，采用雷火灸药条，施以回旋灸法，灸至局部皮肤微红。

2. 中药敷贴疗法　干燥性鼻炎者一般选用膏剂、丸剂敷贴于大椎、肺俞、心俞、膈俞等背腧穴。

（1）膏剂：有硬膏和软膏两种，其制法不同。硬膏是将药物放入植物油内浸泡1～2日后，加热炸，过滤，药油再加热煎熬至滴水成珠，加入广丹收膏，摊贴穴位。硬膏易于保存且作用持久，用法简便。软膏是将药物粉碎为末过筛后，加入醋或酒，入锅加热，熬成膏状，用时摊贴穴位，定时换药；也可将适量药末

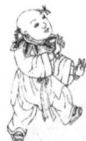

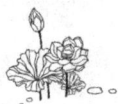

加入葱汁、姜汁、蜜、凡士林等调成软膏，摊贴穴位。软膏渗透性较强，药物作用迅速，有黏着性和扩展性。

（2）丸剂：是将药物研成细末，以蜜、水或米糊、酒、醋等调和制成的球形固体剂型。丸剂贴敷通常选择小丸药。丸者缓也，可使药物缓慢发生作用，药力持久。丸剂便于贮存使用。

3. 拔罐疗法

［选穴］肾俞、肺俞、脾俞、太阳、印堂穴。

［主治］适宜于肾虚型的各类鼻炎。

［操作方法］取坐位，采用适合的口径的玻璃罐，运用闪火法进行双侧的肺俞、脾俞、印堂、太阳、肾俞穴拔罐，隔日1次，1个月为1个疗程。

4. 刮痧疗法

［选穴］印堂、迎香、合谷、肾俞、命门。

［操作方法］先行局部皮肤清洁，用刮痧板蘸取润滑剂实施自上而下刮擦，以皮肤潮红、皮下有感点为度，以补为宜。

［方义］肾俞、命门补肾扶正、纳气固本。配以印堂、迎香近于鼻腔局部，善通鼻窍；合谷是手阳明经原穴能调阳明经气。

［主治］肾虚型干燥性鼻炎、萎缩性鼻炎、变异性鼻炎、鼻-鼻窦炎。

5. 刺血疗法

［选穴］鼻通、合谷、迎香、命门、上星、肾俞。

［操作方法］采用刺血针，常规消毒后，于所选定的各组穴位快速刺入，随即拔出，以挤出两小滴血为度，压迫止血、消毒。2天治疗1次，10次为1个疗程。

［方义］鼻通组穴中的鼻通穴为经外穴，位于鼻梁两侧突出的高骨处，有醒鼻通窍作用；合谷、迎香属手阳明大肠经穴，大肠经与肺经相表里，主祛风宣肺；命门、上星属督脉穴，具有扶正益肾、补阳开窍的作用；肾俞为足太阳膀胱经穴，能益肾补虚。诸穴配伍共奏益阳补肾、醒鼻通窍之功。

［主治］适宜于肾虚型的各类鼻炎。

（三）生活起居

1. 起居　干燥性鼻炎患者在起居休息，多关注季节的交替，天气的变化，

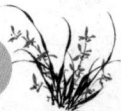

多呼吸新鲜空气，尽量避免去一些干、热、粉尘、化学气体等环境恶劣的地方，平时生活卫生要干净、整洁。

2. 饮食 饮食上，多食用富含大量维生素的新鲜蔬菜、水果，对于鱼、虾、蟹等燥热应少食用，平时多喝养阴类的茶水。

配方：柠檬茶

［食材］新鲜柠檬1只，冰糖适量。

［制法］新鲜柠檬1只，切片，用2片，加冰糖少许，沸水冲泡，代茶饮用。

［用法］温服。本方具有润燥功效。

3. 运动（活动） 在运动上，干燥性鼻炎患者一般应在环境温和，或室内锻炼，比如中国的太极拳。养生太极拳是一种身心兼修的练拳健身运动。练拳时注重意气运动，以心行气，疏通经络，平衡阴阳气血，以提高阴阳自和能力，即西医所说的抗病康复能力和免疫力。养生太极拳讲究内外兼修。内练意气功力，运太极阴阳；外练拳势招式，显气势神态。通俗说法即形体力量和精神气质同时锻炼。养生太极拳理精法密，练形、意、松、息、气、劲、神，由浅入深，逐阶进修，层次修炼，真修实证。按层次功阶进修，功夫深浅，各有功效。练一式得一式，练成一阶进一阶。进门学习，学一式练一式，学练结合，以练为主，以迅速显效。

姿势要求：①静心用意，呼吸自然，即练拳都要求思想安静集中，专心引导动作，呼吸平稳，深匀自然，不可勉强憋气；②中正安舒，柔和缓慢，即身体保持舒松自然，不偏不倚，动作如行云流水，轻柔匀缓；③动作弧形，圆活完整，即动作要呈弧形式螺旋形，转换圆活不滞，同时以腰作轴，上下相随，周身组成一个整体；④连贯协调，虚实分明，即动作要连绵不断，衔接和顺，处处分清虚实，重心保持稳定；⑤轻灵沉着，刚柔相济，即每一动作都要轻灵沉着，不浮不僵，外柔内刚，发劲要完整，富有弹性，不可使用拙力。

（四）服药及饮食禁忌

此类患者应多食用富含维生素A、维生素B_2、维生素C的新鲜食物，可增强抵抗力，防止感冒，减少对鼻部刺激；对于辛辣、燥热之品，如辣椒、胡椒、鱼虾、羊肉等应忌用，可多食补阴作用的肉食，如猪肉、鸭肉、甲鱼；不宜饮酒吸烟。

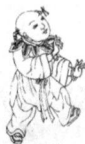

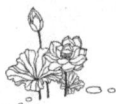

七、西药治疗

主要是除去所有可能病因，如改善工作环境、消除局部感染、矫治营养不良等。

1. 改善工作及生活环境 避免高温、干燥，粉尘和有害化学物质的吸入，加强通风、增加环境湿度、降低大气中粉尘和其他污染物含量等。

2. 增进营养 适当补充维生素 A、维生素 B$_2$、维生素 C 和维生素 K，促进受损上皮的恢复和止血。

3. 鼻部用药 用温热生理盐水、1%～3% 碳酸氢钠液行鼻腔灌洗，以清除鼻腔内痂皮，保持黏膜湿润。用生理盐水、5% 葡萄糖盐水、25% 葡萄糖甘油滴鼻或无刺激性的抗生素软膏、鱼肝油软膏局部涂布。黏膜浅糜烂、溃疡或出血区可用 10%～20% 硝酸银烧灼止血。

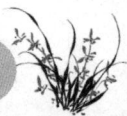

第 5 章

萎缩性鼻炎

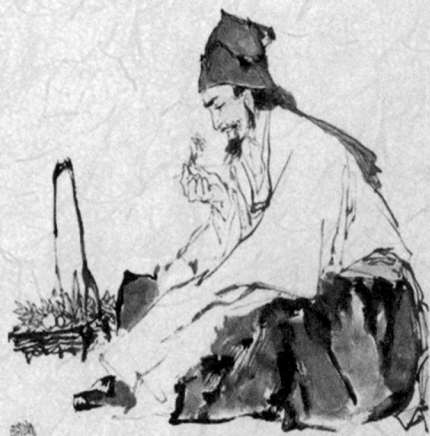

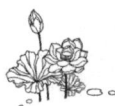

一、难以治愈的萎缩性鼻炎

林女士自诉双侧鼻干燥、鼻塞4年余，无鼻涕或少涕，或鼻腔有脓痂，有恶臭，每到秋冬季节，鼻干燥加重，甚至流鼻血，时常感头晕，记忆力下降，嗅觉减退或消失，2年前到县中医院就诊为"萎缩性鼻炎"，给予相关药物治疗后林女士鼻干燥好转、无鼻塞。但之后鼻塞常反复发作，近1周因天气干燥，林女士双侧鼻干燥加重，伴有乏力、手足心热，故来市中医院就诊，医生询问病情后，鼻腔检查发现：双侧鼻黏膜干燥，鼻甲萎缩、鼻腔可有黄绿色痂皮；舌红苔少，脉细数。医生告诉林女士为"慢性萎缩性鼻炎"，属于肺阴虚证。

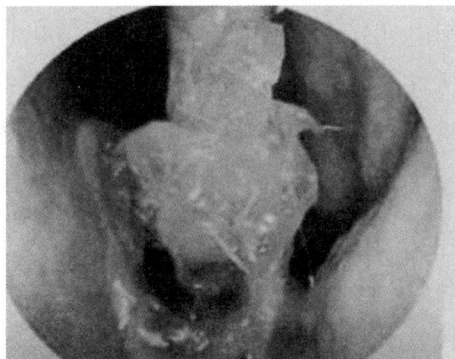

慢性萎缩性鼻炎的鼻腔检查

二、什么是萎缩性鼻炎

萎缩性鼻炎是又称"臭鼻症"，是临床上常见的一种发展缓慢的鼻腔萎缩性慢性炎症。其特征为鼻腔黏膜、骨膜和骨质发生萎缩。主要表现为鼻腔宽大、鼻及鼻咽部干燥感、鼻塞、鼻出血、嗅觉障碍、有大量痂皮或稠厚脓性分泌物、头痛、头晕、记忆力下降等，影响患者正常社交和学习生活。

本病多发于秋冬季，在部分寒冷干燥地区发病率极高。青春期多见，女性较男性多见，病情渐进性缓慢发展，病程较长。患者易忽视疾病的检测与治疗，贻误病情。我国20世纪50年代报道较多，占耳鼻喉科门诊初诊患者中的0.7%～3.99%。在各种行业工人中，萎缩性鼻炎的发现率也很高，由2%（枕木防腐业）～16.6%（翻砂车间）～26%（锻工、钳工、砂轮工）。到80年代以后，我国各地的发病率已明显降低。中医称为"鼻槁"，多由于素体阴虚，房劳过度；

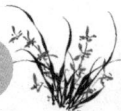

热病伤阴，病后失养；气候干燥，外感燥邪致肺肾阴血内耗，阴虚火旺，虚火上炎，耗伤津液，气津不足无以上输鼻窍，使鼻黏膜失于濡养，黏膜萎缩。

三、诊断要点及鉴别诊断

1. 萎缩性鼻炎的诊断要点

（1）鼻及鼻咽干燥感：由于鼻黏膜腺体萎缩、分泌减少和长期张口呼吸所致。

（2）鼻塞：鼻腔内脓痂阻塞，空气不能通过，或者因为鼻黏膜萎缩，神经感觉迟钝，虽有空气通过，但不能察觉所致。

（3）鼻出血：一般出血不多，由于鼻黏膜萎缩变薄和干燥，或因挖鼻和用力擤鼻致毛细血管损伤所致。

（4）头痛、头晕：因鼻腔黏膜萎缩，过度宽大，鼻腔的调温保湿功能减退，鼻黏膜受大量吸入冷空气的刺激，或因鼻腔内有脓痂压迫鼻黏膜所致，常表现为前额、颞侧或枕部头痛。

（5）嗅觉障碍：鼻腔内脓痂堆积，空气中的含气味分子不能到达嗅区；或因嗅区黏膜萎缩，无腺体分泌来溶解到达嗅区的含气味分子以刺激嗅神经；或因嗅神经发生萎缩而致嗅觉丧失。

（6）恶臭：呼气带特殊的腐烂臭味，是由于臭鼻杆菌等细菌使鼻内分泌物和结痂内的蛋白质分解而产生臭气。在耳鼻喉科疾病中，有3种常见的各具臭气的疾病：①臭鼻症——旁人闻到臭气而自己闻不到。②慢性上颌窦积脓——自己闻到臭气而旁人闻不到。③胆脂瘤型中耳炎——自己和旁人都可闻到臭气。

（7）其他：累及咽喉部则发生咽喉干燥不适、声嘶及刺激性干咳等，有时病人只因咽喉部症状来就诊，此时应注意检查鼻部。

临床检查：可见鼻腔宽敞，从前鼻孔可直接看到鼻咽部。鼻甲缩小，有时下鼻甲几乎不可辨认，但中鼻甲有时稍呈肥大或息肉样变。在轻型者，下鼻甲和中鼻甲的前端或嗅裂处见有少许痂皮，鼻黏膜常轻度萎缩。重者，鼻腔黏膜覆盖一层灰绿色脓痂，可闻及特殊恶臭，除去痂皮后，其下常见少许积脓，黏膜色红或苍白，发干，渗血；咽部黏膜，尤其是鼻咽及口咽部黏膜亦充血而发干，时有脓痂覆盖其上；甚者，喉部黏膜也呈萎缩性变化。

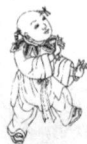

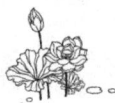

2.萎缩性鼻炎的鉴别诊断 本病应与鼻结核、鼻硬结病、鼻白喉及梅毒、麻风等相鉴别。

（1）鼻结核：临床上少见，常继发于肺结核或胃肠结核。常见症状为鼻塞、鼻痛及鼻臭等。病情发展，可出现流泪和其他眼部症状。鼻中隔前段可见浅表糜烂和边缘不整齐的溃疡，上覆薄痂，溃疡底部为苍白肉芽，触之易出血。病变向深层发展，破坏软骨，可致鼻中隔穿孔、鼻翼塌陷。胸部 X 线摄片常可发现病灶，活体组织检查可确诊。

（2）鼻硬结病：是一种肉芽肿病变，可能由鼻硬结杆菌引起，病程长，呈慢性进行性经过，常以鼻塞为初发症状，可伴有耳鸣、听力下降、咳嗽、声嘶及呼吸困难等，但此时常不引起患者注意，可持续数月甚或数年。病变进一步发展，出现外鼻畸形，鼻腔前部如鼻前庭、鼻中隔前端、下鼻甲前端及上唇等处可见结节状肿块样物，质硬如软骨，无痛，患者多在此时就诊。后期因纤维组织增生、挛缩及瘢痕形成，产生前鼻孔或鼻咽部的狭窄或闭锁、鼻翼变形及喉狭窄，出现闭塞性鼻音、声嘶或呼吸困难等。细菌培养可能检出鼻硬结杆菌，Mikulicz 细胞和 Russel 小体为其特征性病理改变。

（3）白喉：是白喉杆菌引起的急性呼吸道传染病，白喉杆菌侵袭力不强，但其产生的外毒素毒性强烈，可引起局部组织坏死和炎症反应。卡他型者鼻塞常为早发症状，流水样或黏脓性鼻涕，涕中带血，有臭味，局部改变与普通鼻炎相同；卡他溃疡型者鼻涕为脓性，常有鼻出血，鼻腔内有脓性分泌物和痂皮，除去痂皮可见溃疡面；假膜型者鼻塞严重，常伴颈淋巴结肿大，鼻中隔黏膜表面覆有灰白色假膜，紧贴黏膜，不易分离。白喉常引起全身中毒症状，分泌物涂片镜检、细菌培养等是病原学诊断依据。

（4）梅毒：是由梅毒螺旋体引起的慢性传染病，一期鼻梅毒很少，患者可出现发热及患侧眼部和头部疼痛，病变多发生于鼻前庭皮肤及鼻中隔软骨部，形如丘疹，表面溃烂，覆有干痂或浆液性渗出物，基底较硬。二期鼻梅毒感染性很强，可有持续性鼻塞，鼻中隔及下鼻甲前部黏膜红肿、糜烂，有时形成灰白色黏膜斑。三期鼻梅毒较多见，局部肿胀疼痛，并流臭脓，病变侵犯鼻翼、鼻前庭、鼻中隔骨部、鼻甲及鼻腔底部等处，鼻腔骨质和软骨破坏，形成鼻中隔、硬腭穿孔及塌鼻。血清中可出现特异性抗体，活体组织检查是确诊的主要依据。

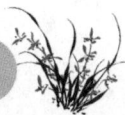

（5）鼻麻风：全身症状明显，伴有鼻塞，流多量脓血涕或结痂，鼻黏膜苍白、干燥、萎缩，有时充血肿胀，或发生结节或弥漫性浸润，结节溃破后留有难以愈合的溃疡或瘢痕性粘连，重者鼻中隔软骨穿孔、鼻尖下塌。鼻分泌物涂片或组织切片中可找到麻风杆菌。

四、中西医病因病理

（一）西医认识

1. 病因　萎缩性鼻炎分为原发性和继发性两种，原发性者目前病因仍不十分清楚，继发性者病因明确。

（1）原发性：多数学者认为本病是全身疾病的一种局部表现，可能与内分泌紊乱、自主神经功能失调、维生素（如维生素 A、B 族维生素、维生素 D、维生素 E）缺乏、遗传因素、鼻腔黏膜和骨质的营养障碍以及血中胆固醇含量偏低等因素有关。近年来研究发现本病与微量元素缺乏或不平衡有一定关系；免疫学研究发现本病患者大多有免疫功能紊乱；组织化学研究发现鼻黏膜乳酸脱氢酶含量降低，故认为本病可能是一种自身免疫性疾病。

（2）继发性：由局部因素引起。

①慢性鼻炎、鼻腔肿瘤等手术切除鼻甲过多，组织损伤严重。

②慢性鼻窦炎或慢性鼻炎时，鼻黏膜长期受脓性分泌物的刺激，发生纤维组织增殖，黏膜的营养发生障碍以致萎缩。

③局部长期受有害粉尘、气体的刺激，长期处于干燥高热环境中。

④特殊传染病（如结核、梅毒、麻风、天花等）对鼻黏膜的损害，鼻黏膜后遗萎缩性变化。

⑤慢性肥厚性鼻炎的晚期，因结缔组织过度增殖，压迫血管和淋巴管，发生"闭塞性动脉内膜炎"，使鼻内血循环受到阻碍，以致发生黏膜萎缩。

2. 病理　在萎缩性鼻炎发展的不同时期，病理改变也不相同。其主要病理表现为鼻黏膜上皮变性，进行性萎缩。黏膜纤毛脱落，鳞状上皮化生。黏膜和骨部血管壁结缔组织增生，有动脉内膜炎和周围炎，血管狭窄和闭塞。黏膜供血不足，腺体萎缩，鼻甲骨质吸收。病理早期黏膜仅呈慢性炎症的改变，继而发展为进行性萎缩。黏膜与骨部血管逐渐发生闭塞性动脉内膜炎和海绵状静脉丛炎，血

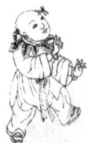

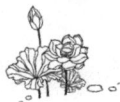

管壁结缔组织增生肥厚，管腔缩小或闭塞，血液循环不良，导致黏膜、腺体、骨膜及骨质萎缩、纤维化，黏膜的假复层纤毛柱状上皮逐渐转化为复层鳞状上皮。甚至蝶腭神经节亦可发生纤维变性。萎缩性鼻炎按病变程度分为轻型和重型，其中轻型者，病变仅限于鼻黏膜干燥、结痂、上皮变性，常称之为干燥性鼻炎。

（二）中医认识

中医亦将本病称为"鼻槁"。中医病因病理及治疗原则均可参照干燥性鼻炎。

五、治疗原则

1. 西医　萎缩性鼻炎的治疗原则为清洁鼻腔，排除脓痂，湿润黏膜，禁用血管收缩药，并加强全身治疗。宜采用全身和局部综合疗法，症状可得到改善。

2. 中医　肺肾阴虚者治以滋养肺肾，生津润燥；脾气虚弱者治以健脾益气，祛湿化浊；燥邪犯肺者治以清燥润肺，宣肺散邪。

六、中医特色疗法

（一）内治法

1. 经典古方

补中益气汤

［来源］《脾胃论》卷中载："惟当以辛甘温之剂，补其中而升其阳，甘寒以泻其火则愈矣。经曰：劳者温之，损者温之。又云：温能除大热，大忌苦寒之药，损其脾胃。脾胃之证，始得则热中，今立治，始得之证。"

［组成］黄芪15克，人参（党参）15克，白术10克，炙甘草15克，当归10克，陈皮6克，升麻6克，柴胡12克，生姜9片，大枣6枚。

［用法］上㕮咀，都作一服。用水300毫升，煎至150毫升，去滓，空腹时稍热服。

［功效］补中益气，升阳举陷。

［主治］干燥性鼻炎、萎缩性鼻炎（脾气虚弱）。

［方解］　方中黄芪补中益气、升阳固表为君；人参、白术、甘草甘温益气，补益脾胃为臣；陈皮调理气机，当归补血和营为佐；升麻、柴胡协同参、芪升举清阳为使。综合全方，一则补气健脾，使后天生化有源，脾胃气虚诸证自可痊

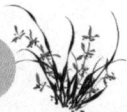

愈;一则升提中气,恢复中焦升降之功能,使下脱、下垂之证自复其位。

2.名家名方

(1)严道南:益气温阳方

[组成]生黄芪 10 克,党参 10 克,干姜 9 克,桂枝 12 克,麻黄 6 克,五味子 6 克,辛夷 6 克,乌梅 9 克,地龙 10 克,甘草 3 克。

[用法]每日 1 剂,水煎 2 次,将药液混合后分 2 次温服。

[功能]益气温阳。

[主治]过敏性鼻炎、血管性鼻炎、慢性鼻炎。

[方解]严道南是南京中医药大学教授、博士生导师,江苏省中医院主任医师,江苏省有突出贡献中青年专家。益气温阳方是严教授多年的临床经验总结而得。方中干姜、麻黄、桂枝辛温发散外邪,宣通肺窍。鼻窍阳气充盛则水道通利,有助于变应性鼻炎痊愈并预防再发。其中生黄芪益气固表,党参健脾固卫;辛夷为芳香走窜,体轻气浮之品,专走头目而开鼻窍;桂枝既能温通经脉又有辅助辛夷以宣通鼻窍;五味子收敛固涩;地龙、乌梅两味是严道南教授用于治疗鼻衄的经验用药,地龙咸、寒,善清热、息风、通络。乌梅酸、涩,平,归肺、脾、肝、大肠经,与五味子共起敛肺止涕之功,寓敛于散,防止肺气宣散太过。

3.秘验单偏方

(1)红霉素四环素眼药膏:取红霉素或四环素眼药膏涂在消毒的棉花棒上,伸入鼻腔内均匀涂上药膏,每次以涂满鼻腔为准,每日 2 次,一般鼻炎有 3～5 天即可痊愈,无后遗症。治各类鼻炎。

(2)槐花蜜:每天早晚洗脸时,用小手指蘸流动的自来水在鼻孔内清洗,清除鼻腔内的结痂和分泌物,充分暴露鼻黏膜后,用棉签或手指蘸市售的槐花蜜均匀地涂在鼻腔患处。适宜治萎缩性鼻炎。

(3)用玉米须卷制成烟卷,像抽烟一样,用烟熏鼻子。每天吸 5 次。功效:补血、和血,排脓生肌。

(4)白萝卜

①取未成熟的小白萝卜,除去表皮,刮取最辛辣的一层萝卜皮,用手挤成萝卜水,滴入鼻中,每次少量,直到鼻子感觉麻痹则停,注意尽量别让萝卜水流入喉咙,最好是躺在床上,脖子用枕头垫起,这样萝卜水只会进入鼻腔不会进入喉

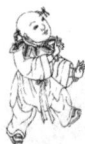

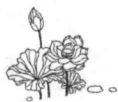

咙。如此 2～4 次（每晚 1 次）就能根治。适宜各类鼻炎。

②取白萝卜 3～4 只放入锅中加清水煮，水沸后又即用鼻吸蒸气，数分钟后，鼻渐畅通，头痛消失。以后，本人常将萝卜切片泡于杯中，用鼻吸蒸。适宜各类鼻炎。

（5）菊花 10 克，栀子花 10 克，薄荷 3 克，葱白 10 克，蜂蜜适量。将上述药物用沸水冲泡，取汁加蜂蜜调匀，代茶频饮，每日 1 剂，连用 3～5 日。

4. 中成药

（1）鼻炎宁冲剂

［成分］苍耳子、辛夷等。

［性状］本品为深棕色的颗粒；味甜。

［功能主治］清湿热，通鼻窍，疏肝气，健脾胃。用于慢性鼻炎，慢性副鼻窦炎，过敏性鼻炎。

［用法用量］开水冲服，每次 15 克，每日 2～3 次

［不良反应］偶见过敏。

［注意事项］对本品过敏者禁用。

（2）人参归脾丸

［成分］人参、白术（麸炒）、茯苓、甘草（蜜炙）、黄芪（蜜炙）、当归、木香、远志（去心甘草炙）、龙眼肉、酸枣仁（炒）。

［适应证］益气补血，健脾养心。用于心脾两虚、气血不足所致的心悸、怔忡，失眠健忘，食少体倦，面色萎黄以及脾不统血所致的便血、崩漏、带下诸症。和脾益气止衄。

［用法用量］口服。每次 1 袋，每日 2 次。

（二）外治法

1. 耳部按摩疗法

［常规取穴］肾、肺、内分泌、外鼻、内鼻、肾上腺。

［配穴］脾、额、枕、三焦。

［主治］萎缩性鼻炎［欧阳喻璐，彭涛，谢强 . 耳穴在鼻病治疗中应用的综述 . 江西中医学院学报，2010，22（6）：93-97］。

①脾：位于耳甲腔的后上方（图 5-1）。按揉 1 分钟。

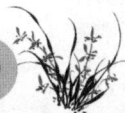

②额：对耳屏外侧面的下方示指端（图 5-2），按揉 1 为钟。

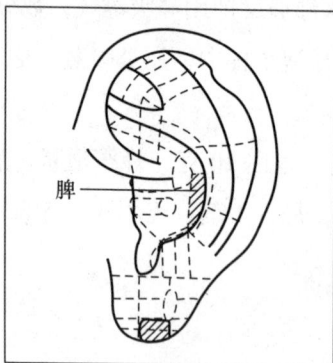

图 5-1　脾耳部反射区

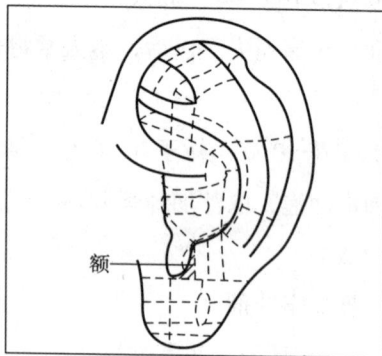

图 5-2　额耳部反射区

③枕：对耳屏外侧面的后上方（图 5-3），揉按 1 分钟。

④三焦（图 5-4）：示指点掐 1 分钟。

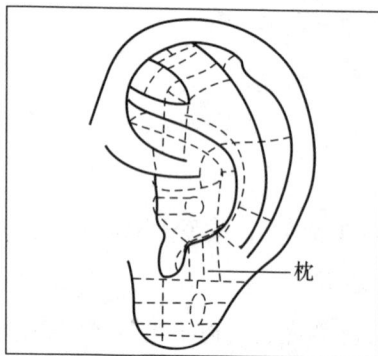

图 5-3　枕耳部反射区

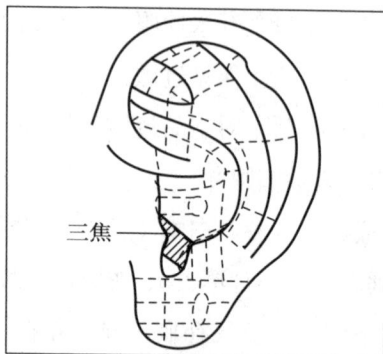

图 5-4　三焦耳部反射区

2. 足部按摩疗法

［常规取穴］大脑、额窦、鼻、肺支气管、头颈淋巴结、输尿管、膀胱。

［配穴］脾、肾。

［主治］萎缩性鼻炎。

①脾：位于左足底第 4、5 跖骨之间，距心脏反射区正下方一横指（图 5-5）。用拇指端点按 1 分钟。

②肾：位于双足底第 2、3 趾骨近端的 1/2，即足底的前中央凹陷处（图 5-6）。用拇指平推 1 分钟。

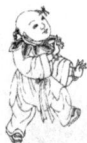

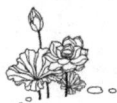

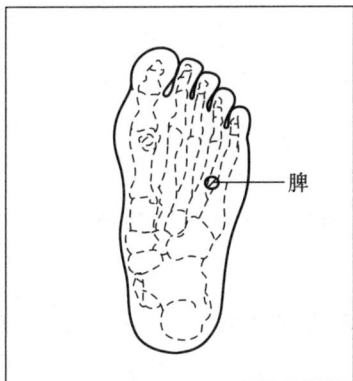

图 5-5 脾足部反射区

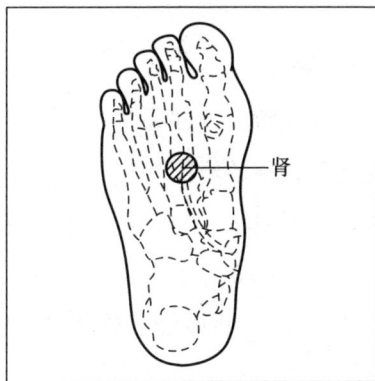

图 5-6 肾足部反射区

3. 艾灸疗法　多用隔姜灸。为间接灸法，加用生姜，其辛温，归于肺、脾、胃，能温肺散寒，《别录》载"主伤寒头痛鼻塞……"，《本草纲目》载"生用发散……"。姜片直接与治疗部位接触，作用更直接。且生姜与艾条并用，更能发挥疏通鼻窍的功效。

［主穴］取穴印堂、足三里、合谷、肺俞。

［加减穴］脾虚者加脾俞；肾虚者加肾俞。

［操作方法］隔姜灸，每穴灸 3 壮，以皮肤潮红为度，每日 1 次，10 次为 1个疗程，使皮肤潮红而不发疱为度。

4. 拔罐疗法

［选穴］肺俞、尺泽、涌泉、命门、气海、膈俞。

［主治］适用于萎缩性鼻炎。

［操作方法］留罐。将穴位分成二组，交替使用，用单罐。可提摇震罐。留罐 10 ～ 20 分钟，隔日 1 次，10 次为 1 个疗程，疗程间隔 3 ～ 5 天。

5. 刮痧疗法

［选穴］印堂、迎香、合谷、脾俞、足三里。

［操作］先行局部皮肤清洁，用刮痧板蘸取润滑剂实施自上而下刮擦，以皮肤潮红、皮下有感点为度，以补为宜。

［方义］脾俞扶正通窍，健脾益气。足三里能扶助中焦，促进气血生化。配以印堂、迎香近于鼻腔局部，善通鼻窍；合谷是手阳明经原穴能调阳明经气。

［主治］脾气虚型慢性鼻炎、变异性鼻炎、干燥性鼻炎、萎缩性鼻炎、鼻 –

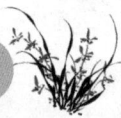

鼻窦炎。

6. 针刺疗法

［主穴］攒竹、上迎香穴。

［配穴］合谷、经渠。

［方法］攒竹采用热补法，上迎香用平补平泻法，取合谷以凉温法，经渠以热补法。均留针 20 分种。

［主治］萎缩性鼻炎（魏明拳.针刺治疗萎缩性鼻炎 1 例.上海中医药杂志，1964）。

（三）生活起居

1. 起居　萎缩性鼻炎患者生活起居应顺应大自然，要做到顺应四时，特别是秋冬季节，乃高发季节，患者注意保暖，多休息，多喝水，备用常用药物。同时也要坚持锻炼身体，增强体抗力。

2. 饮食　萎缩性鼻炎患者平时饮食上，应多食用滋阴、茶水、汤剂类饮食，常见有效的食疗方如下。

配方 1：银耳汤

［食材］干银耳 10 克，鸡蛋清 1 ～ 2 枚。

［制法］先将干银耳文火煮烂，加鸡蛋，边搅边煮，成银耳羹，即可。

［用法］温服，每日食用。本方具有润肺补气的功效。适用萎缩性鼻炎伴口唇干燥（王淼.慢性鼻炎的生活起居与饮食原则.农村新技术，2014）。

配方 2：柠檬茶

［食材］新鲜柠檬 1 只，冰糖少许。

［制法］新鲜柠檬 1 只，切片，用 2 片，加冰糖少许，沸水冲泡，代茶饮用。

［用法］温服。本方具有润燥功效。适用萎缩性鼻炎伴口唇干燥容易出血。

配方 3：丝瓜藤煲猪瘦肉

［食材］肉丝瓜藤 3 ～ 5 尺，瘦猪肉 60 克。

［制法］取近根部的丝瓜藤 3 ～ 5 尺洗净，猪瘦肉切块，同放锅内煮汤，至熟加少许盐调味，饮汤吃肉。

［用法］温服，分 2 次食用。5 天为 1 个疗程，连用 1 ～ 3 个疗程。该药膳有清热消炎、解毒通窍的功效，适用于萎缩性鼻炎，慢性鼻炎急性发作，鼻流脓

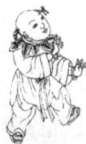

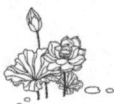

涕，脑重头痛等。

配方4：黄花鱼头汤

［食材］鳙鱼（又称胖头鱼）头 100 克，大枣 15 克，黄花菜 15 克，白芷 8 克，苍耳子 6 克，白术 8 克，生姜、油、佐料各适量。

［制法］将鱼头洗净，于锅内放油加热后把鱼头两面稍煎一下，取出备用。将鱼头、大枣（去核）、黄花菜、白术、苍耳子、白芷、生姜等放入砂锅中，加水 500 毫升，以文火炖煮 2 小时即可。弃药渣，饮汤，食肉。

［用法］趁热服用，分 2 次食用。该药膳有扶正祛邪、通窍消炎的功效，适用于体虚易复发慢性萎缩性鼻炎者。

3. 运动（活动） 萎缩性鼻炎患者应做室内运功，比如五禽戏，又称五禽操、五禽气功、百步汗戏等。据说，五禽戏是华佗在观察了很多动物之后，以模仿虎、鹿、猿、熊、鹤（鸟）五种动物的形态和神态，达到舒展筋骨、畅通经脉目的的一种仿生健身方法。其特点为外动内静、动中求静、动静兼备、有刚有柔、刚柔相济、内外兼练。五禽戏能治病养生，强壮身体。练习时，可以单练一禽之戏，也可选练一两个动作。单练一两个动作时，应增加锻炼的次数。具体步骤如下。

虎戏：自然站式，俯身，两手按地，用力使身躯前耸并配合吸气，当前耸至极后稍停；然后，身躯后缩并呼气；如此 3 次。继而两手先左后右向前挪移，同时两脚向后退移，以极力拉伸腰身；接着抬头面朝天，再低头向前平视；最后，如虎行走般以四肢前爬 7 步，后退 7 步。

鹿戏：接上四肢着地势。吸气，头颈向左转，双目向左侧后视，当左转至极后稍停；呼气，头颈回转，当转至面朝地时再吸气，并继续向右转，一如前法。如此左转 3 次，右转 2 次，最后回复如起势。然后，抬左腿向后挺伸，稍停后放下左腿，抬右腿如法挺伸。如此左腿后伸 3 次，右腿 2 次。

熊戏：仰卧式，两腿屈膝拱起，两脚离床席，两手抱膝下，头颈用力向上，使肩背离开床席；略停，先以左肩侧滚落床面，当左肩一触及床席立即扶头颈用力向上，肩离床席；略停后再以右肩侧滚落，复起。如此左右交替各 7 次。然后起身，两脚着床成蹲式，两手分按同侧脚旁；接着如熊行走般，抬左脚和右手掌离床；当左脚、右手掌回落后即抬起右脚和左手掌。如此左右交替，身躯亦随之

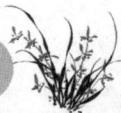

左右摆动，片刻而止。

猿戏：择一牢固横竿（如单杠、门框、树叉等），略高于自身，站立手指可触及高度，如猿攀物般以双手抓握横竿，使两肢悬空，做引体向上 7 次。接着先以左脚背勾住横竿，放下两手，头身随之向下倒悬；略停后换右脚如法勾竿倒立。如此左右交替各 7 次。

鸟戏：自然站式。吸气时跷起左腿，两臂侧平举，扬起眉毛，鼓足气力，如鸟展翅欲飞状；呼气时，左腿回落地面，两臂回落腿侧。接着，跷右腿如法操作。如此左右交替各 7 次。然后坐下。屈右腿，两手抱膝下，拉腿膝近胸；稍停后两手换抱左膝下如法操作。如此左右交替亦 7 次。最后，两臂如鸟展翅般伸缩各 7 次。

现代医学研究也证明，作为一种医疗体操，五禽戏不仅使人体的肌肉和关节得以舒展，而且有益于提高肺与心脏功能，改善心肌供氧量，提高心肌排血量，促进组织器官的正常发育和修复，以及增强患者的胃肠平滑肌蠕动及分泌功能、促进食物的消化吸收。

（四）服药及饮食禁忌

此类患者应多食用富含大量维生素的新鲜蔬菜、水果，特别是维生素 A、B 族维生素、维生素 E 等，防止感冒，减少对鼻部刺激；对于辛辣、燥热之品（如辣椒、胡椒、鱼虾、羊肉等）应忌用，可多食补阴作用的肉食，如猪肉、鸭肉、甲鱼；不宜饮酒吸烟。

七、西药治疗

因为病因未能明确，所有的治疗也只是对症治疗。

1. 药物治疗　①维生素治疗：维生素 A 缺乏可导致黏膜上皮萎缩、角化、化生，补充维生素 A 利于黏膜上皮的恢复。维生素 B_2 能促进细胞的氧化还原作用，缺乏时鼻黏膜干燥、纤毛活力降低。可内服维生素 B_2 治疗。②抗生素治疗：肌内注射链霉素可减轻鼻臭、头痛等症状，可控制鼻腔继发感染。

2. 局部非手术疗法

（1）鼻腔灌洗可以达到除痂、减少鼻内细菌数量、湿润鼻黏膜等减轻症状的目的。可以用生理盐水、温开水、1% ～ 3% 碳酸氢钠溶液等自前鼻孔向鼻腔冲

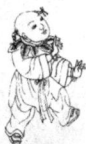

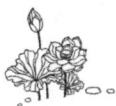

洗，每日 1 次。

（2）鼻腔用药可用作滴鼻、下鼻甲表面涂布，常用药物：①复方薄荷喷雾剂能促进血管扩张、腺体分泌增多、组织再生。②清鱼肝油或维生素 A 涂布、按摩鼻黏膜。③抗生素渗液滴鼻或雾化吸入，也可冲洗鼻腔。可选用 0.5% 链霉素溶液或是 0.5% 林可霉素溶液滴鼻。④蛋白水解酶溶液滴鼻，可以促进痂皮脱落。

3. 理疗　①雾化吸入，可用链霉素、糜蛋白酶、碳酸氢钠等溶液；②鼻黏膜离子透入；③激光治疗。

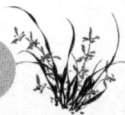

第 6 章

变异性鼻炎

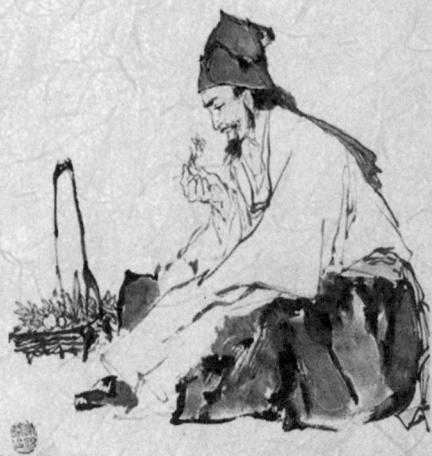

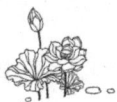

一、常见的过敏性鼻炎

徐女士自诉反复鼻塞、喷嚏、流涕5年。因5年前工作劳累后吹风受凉，第2天即出现发热、恶寒，鼻塞、喷嚏，自行至药店购买抗感冒药口服治疗3天后，发热、恶寒症状未见好转，鼻塞、喷嚏、流涕症状加重，后至医院就诊，经抗生素治疗后得以好转。此后，鼻塞、鼻痒，喷嚏、流涕反复发作，晨起易出现，受凉后加重，常在春季发病，有明显花粉过敏症状。患者发病来一直口服氯雷他定等抗组胺药以及鼻用布地奈德等激素类药物治疗，急性发作时症状尚能得到控制，但发作次数、发作持续时间逐渐增加，患者目前嗅觉减退，畏风怕冷，精神萎靡，记忆力减退，睡眠不佳。检查：下鼻甲肿大，鼻黏膜灰白，鼻道有大量水样分泌物。舌淡胖，苔薄白，脉弱无力。经医生确诊"过敏性鼻炎"，属于肺脾气虚型。值得思考的是"过敏性鼻炎"如此高发率与哪些因素相关呢？

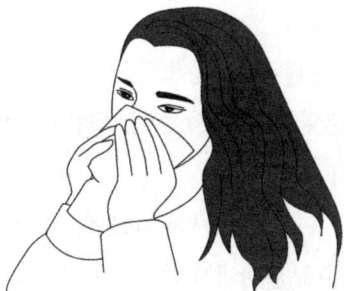

花粉引起过敏性鼻炎的反复喷嚏

二、什么是过敏性鼻炎

变异性鼻炎又称过敏性鼻炎，是由变应原介导的一系列复杂的鼻黏膜炎症反应过程。临床主要表现为阵发性鼻痒、频发喷嚏、流大量清水样鼻涕、鼻塞等。其发病受地理、文化、遗传和环境等因素的影响。过敏性鼻炎在有遗传史的家族发病率较高，另外，儿童和青少年中发病率明显增高，并随着年龄的增长，发病率逐渐下降。中医称为"鼻鼽"，本病的表现在肺与鼻，但其病理变化与脾肾有密切关系，主要病机由于肺气虚，卫表不固，腠理疏松，风寒乘虚而入，犯及鼻窍，邪正相搏，鼻气不得通调，津液停聚，鼻窍壅塞，遂致喷

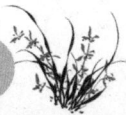

嚏、流清涕。

过敏性鼻炎通常被分为季节性过敏性鼻炎和常年性过敏性鼻炎两大类型。季节性过敏性鼻炎又称花粉症，是由对暂时存在的季节性过敏原敏感的个体发生的炎症，这些过敏原如豚草、花粉等；常年性过敏性鼻炎是由常年存在的过敏原存在引起的，包括尘螨、动物皮毛、霉菌等。根据发作情况，又可将过敏性鼻炎分为间断性和持续性。间断性过敏性鼻炎每周发作小于等于 4 天，或连续发作小于 4 周；持续性过敏性鼻炎为症状每周连续发作大于 4 天，或持续超过 4 周。

三、诊断要点及鉴别诊断

1. 变异性鼻炎的诊断要点　变应性鼻炎的典型症状主要是阵发性喷嚏连续性发作，大量水样清涕，其次是鼻塞和鼻痒。部分患者有嗅觉减退，但为暂时性。

（1）喷嚏：为一反射动作，呈阵发性发作，每次数个到数十个不等，多在晨起、夜晚或接触变应原后发作。

（2）清涕：为大量清水样鼻涕，是鼻分泌亢进的特征性表现。

（3）鼻痒：是鼻黏膜感觉神经末梢受到刺激后发生于局部的特殊感觉。季节性鼻炎者可伴有眼痒、耳痒、咽痒等。

（4）鼻塞：程度轻重不一，间歇性或持续性，单侧、双侧或两侧交替。

（5）嗅觉减退：由于鼻黏膜水肿明显，部分病人尚有嗅觉减退，多为暂时性，但也可为持续性。

（6）头痛：合并有变应性鼻窦炎者可出现头痛。

临床检查：鼻黏膜可为苍白、灰白或浅蓝色，双下鼻甲水肿，总鼻道及鼻腔底可见清涕或黏涕。如合并感染，则黏膜充血，双侧下鼻甲暗红，分泌物呈黏脓性或脓性。病史长者可见中鼻甲息肉样变、下鼻甲肥大或中鼻道息肉。

2. 变异性鼻炎的鉴别诊断

（1）血管运动性鼻炎：患者有时稍一碰触鼻子便可引起闪电式发作，发作突然，消失快。症状与过敏性鼻炎相似，但鼻内多不发痒，口服感冒药物症状即可得到缓解。如遇冷热变化、体位变化（起床）、情绪激动时可诱发本病。

（2）嗜酸细胞增多症性鼻炎：症状与常年性过敏性鼻炎相似，虽病因未明，

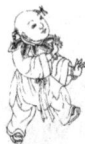

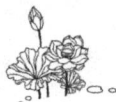

但与过敏无关。患者经常出现间歇性鼻塞伴喷嚏连连，大量黏液性鼻涕，常有头晕、耳鸣、乏力、阵发性咳嗽等全身症状。

（3）感冒：过敏性鼻炎的病人经常会以为自己感冒，两者区别是后者可伴有发热等全身不适，并可发现鼻腔黏膜十分红肿。

四、中西医病因病理

（一）西医认识

1.病因

（1）变应原：变应原作用于个体主要有三种方式：①吸入变应原：室内变应原主要有尘螨、动物皮毛或来源于植物的过敏原等；室外变应原包括花粉和真菌等。②食入变应原：常见者如牛奶、鸡蛋、肉类、鱼虾及其他海味和某些药物等。③直接接触变应原：如化妆品、肥皂、油漆及某些外用药液。

（2）遗传因素：变态反应性疾病是一个慢性发展过程，与遗传有关。从临床角度看，变应性鼻炎患者常伴有明显家族史。从 20 世纪 70 年代起，有关家系和双胞胎的调查资料可以证实这个结论。此外，这种遗传现象在单受精卵双胞胎中比双受精卵双胞胎更明显，而具有某种基因的儿童可能会特别敏感。

（3）环境因素：①空气污染，室外污染主要来源于机动车和大气污染成分，如臭氧、氮氧化物和 SO_2 等。室内污染主要有甲醛、甲苯等。②感染因素——"卫生假说"，即变应性疾病增加是由于感染性疾病减少的结果。其理论依据是细菌感染或接触细菌的产物而激发 T 辅助 1 型细胞（Th1）的反应，从而产生抑制Th2 的反应力，达到减少变应性疾病和哮喘的发病率。此外，有报道发现病毒感染也可以产生类似的效应。但这些设想的科学依据和确切的免疫学机制还没有得到完全的证实。

（4）内分泌失调：内分泌失调或体液酸碱平衡失调等内在因素，如甲状腺功能减退、新陈代谢减退、肾上腺素缺少和卵巢素、垂体素失调等原因可使鼻甲变得水肿，引起鼻塞。

（5）心理因素：情绪与精神压力也会引起鼻子过敏，如给花粉过敏患者看人造花或电影中花园也可能引起过敏发作。

（6）气候与地理因素：亚热带地区温度偏高，霉菌容易滋生，是易引起过敏

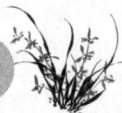

的原因，此外，气温冷热变化，温度不调，阳光或红外线的刺激等会引起过敏。引起变应性鼻炎的变应原主要为吸入物，其次是食入物。

2. 病理　基本病理变化为毛细血管扩张、通透性增加和腺体分泌增加以及嗜酸粒细胞浸润等。上述病理改变缓解期可恢复正常，反复发作可引起黏膜上皮层增殖性改变，导致黏膜肥厚及息肉样变。如合并感染可表现为黏脓涕或脓涕。

鼻黏膜受到刺激时，局部感觉神经末梢经由轴索反射（axon reflex）释放的速激肽（如 P 物质）及降钙素基因相关肽（CGRP）等神经肽类物质，可通过其特异性受体作用于鼻黏膜的靶位点（血管内皮细胞、肥大细胞、T 淋巴细胞等），再经过受体内化（internalization）和核转位（nuclear transition）调控细胞基因的表达，使炎症介质及细胞因子合成增加，进而增加黏附分子表达。此外，神经肽还可引起局部黏膜的微血管扩张等。

（二）中医认识

变应性鼻炎包括常年性变应性鼻炎和季节性变应性鼻炎（花粉症）以及具有鼻过敏症状与体征的非变应性常年性鼻炎均属于中医"鼻鼽"范畴。早在西周《礼记·月令》中已有"鼻鼽"的记载。祖国医学认为变异性鼻炎的发作与外界因素如风寒、异气（包括各种变应原）的入侵有密切关系；肺气虚、卫表不固又为发病的主要内因。多由脏腑虚损，正气不足，腠理疏松，卫表不固，风邪、寒邪和异气侵袭，寒邪束于皮毛，阳气无从泄越，故喷而上出为嚏。

1. 肺气虚寒，卫表不固　肺气虚寒，卫表不固，则腠理疏松，风寒乘虚而入，邪聚鼻窍，邪正相搏，肺气不宣，津液停聚，遂致喷嚏、鼻塞等，发为鼻鼽。肺主气、开窍于鼻，肺气虚则风寒异气乘虚而入，故鼻痒喷嚏，气不摄津则清涕不止；风寒水湿等内外邪浊壅滞于鼻窍，则鼻塞；肺气失宣，水津不布，液停水聚故鼻窍肌膜水肿。舌质淡、苔薄白、脉虚弱是气虚之证。

2. 脾气虚弱，清阳不升　脾气虚弱，生化不足，鼻窍失养，外邪或异气从口鼻侵袭，停聚鼻窍而发为鼻鼽。脾主运化，输五谷之精微以充五脏。脾虚则肺失所养，土不生金，肺无力敷布水液，则水湿上泛鼻窍，故双下鼻甲肌膜肿胀，甚则形成息肉。脾失健运，故全身可见纳差便溏，舌质淡胖，苔白，脉濡缓。

3. 肾阳不足，温煦失职　肾阳不足，则摄纳无权，气不归元，温煦失职，腠理、鼻窍失于温煦，则外邪、异气易侵，而发为鼻鼽。肾藏命火，为五脏动力

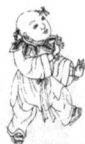

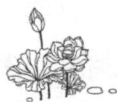

之源；肾虚，命门火衰，则肺失温煦，水液不化，上泛鼻窍，故清涕难敛；寒凝水结，则鼻窍肌膜水肿；肺肾气虚，摄纳无力，气不归元而上越鼻窍，故鼻痒喷嚏。此型鼻鼽常伴有咳嗽气喘；舌质淡，脉沉细弱均为肺肾气虚、脉失充养之象。

4. **肺经伏热，上犯鼻窍**　肺经素有郁热，肃降失职，邪热上犯鼻窍，可发为鼻鼽。肺经郁热，肃降失职，邪热上犯故鼻痒、喷嚏频作、流清涕、鼻塞，肺热上炎，故咳嗽、咽痒，邪热煎熬津液，故口干烦热，舌质红、苔白或黄、脉数为内热之证。

五、治疗原则

1. **西医**　采取综合性治疗，尽可能避免诱因和消除过敏因素，达到脱敏、消肿、通气的目的。①避开变应原（致敏原）是治疗的前提。②特异性免疫治疗（脱敏治疗）是目前唯一的病因治疗。③抗变态反应、抗炎的药物治疗如抗组胺药、糖皮质激素等。

2. **中医**　肺气虚寒，卫表不固，治以温肺散寒，益气固表；脾气虚弱，清阳不升，治以益气健脾，升阳通窍；肾阳不足，温煦失职，治以温补肾阳，固肾纳气；肺经伏热，上犯鼻窍，治以清宣肺气，通利鼻窍。

六、中医特色疗法

（一）内治法

1. 经典古方

（1）辛夷清肺饮：别名辛夷清肺散、辛夷清肺汤。

［来源］《外科正宗》卷四载："辛夷清肺饮治肺热鼻内肉，初如榴子，日后渐大，闭塞孔窍、气不宣通者服之。"

［组成］辛夷1.8克，黄芩、山栀子、麦冬、百合、石膏、知母各3克，甘草1.5克，枇杷叶（去毛）3片，升麻0.9克。

［用法］上药用水400毫升，煎至320毫升，食后服。外以硇砂散逐日点鼻。

［功用］清肺通窍。

［主治］变异性鼻炎（肺经伏热，上犯鼻窍）。

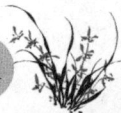

［方解］方中辛夷辛香温散，转浮上升，能散肺部风寒而宣通肺窍；升麻凉散以助辛夷疏解表邪；石膏大寒清胃降火；知母、山栀子清泻肺胃；黄芩清肺热而燥湿，枇杷叶清肺宣络，麦冬、百合滋阴润肺，甘草调和诸药。

（2）金匮肾气丸

［来源］《金匮要略》卷下。

［组成］干地黄128克，薯蓣64克，山茱萸64克，茯苓48克，泽泻48克，牡丹皮48克，桂枝、附子（炮）各16克。

［用法］上8味为末，炼蜜和丸，如梧桐子大。每服15丸，用酒送下，逐渐加至20丸，每日3次。

［功效］温补肾气。

［主治］变异性鼻炎（肾阳不足，温煦失职型）。

［方解］

（1）《医经溯洄集》载：八味丸以地黄为君，而以余药佐之，非止为补血之剂，盖兼补气也。气者，血之母，东垣所谓阳旺则能生阴血者此也。夫其用地黄为君者，大补血虚不足与补肾也；用诸药佐之者，山药之强阴益气；山茱萸之强阴益精而壮元气；白茯苓之补阳长阴而益气；牡丹皮之泻阴火，而治神志不足；泽泻之养五脏，益气力，起阴气，而补虚损五劳，桂、附立补下焦火也。由此观之，则余之所谓兼补气者，非臆说也。

（2）《医方考》载：渴而未消者，此方主之。此为心肾不交，水不足以济火，故令亡液口干，乃是阴无阳而不升，阳无阴而不降，水下火上，不相既济耳！故用肉桂、附子之辛热壮其少火，用六味地黄丸益其真阴。真阴益，则阳可降；少火壮，则阴自生。肾间水火俱虚，小便不调者，此方主之。肾间之水竭则火独治，能阖而不能开，令人病小便不出；肾间之火息则水独治，能开而不能合，令人小便不禁。是方也，以附子、肉桂之温热益其火；以熟地黄、山茱萸之濡润壮其水；火欲实，则牡丹皮、泽泻之酸咸者可以收而泻之；水欲实，则茯苓、山药之甘淡者可以制而渗之。水火既济，则开阖治矣。

（3）《千金方衍义》载：本方为治虚劳不足、水火不交、下元亏损之首方。专用附、桂蒸发津气于上，地黄滋培阴血于下，萸肉涩肝肾之精，山药补黄庭之气，丹皮散不归经之血，茯苓守五脏之气，泽泻通膀胱之气化。

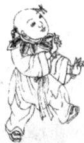

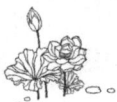

（4）《金鉴》载：火少则生气，火壮则食气，故火不可亢，亦不可衰，所云火生土者，即肾家之少火游行其间，以息相吹耳，若命门火衰，少火见于息矣。欲暖脾胃之阳，必先温命门之火，此肾气丸纳桂、附于滋阴剂中十倍之一，意不在补火，而在微微生火，即生肾气也。故不曰温肾，而名肾气，斯知肾以气为主，肾得气而土自生也。且形不足者，温之以气，则脾胃因虚寒而致病者固瘥，即虚火不归其原者，亦纳之而归封蛰之本矣。

（5）《古方选注》：肾气丸者，纳气归肾也。地黄、山茱萸、山药补足三阴经，泽泻、牡丹皮、茯苓补足三阳经。脏者，藏经气而不泄，以填塞浊阴为补；腑者，如府库之出入，以通利清阳为补。复以肉桂从少阳纳气归肝，复以附子从太阳纳气归肾。

（6）《血证论》载：肾为水脏，而其中一点真阳便是呼吸之母，水足阳秘，则呼吸细而津液调。如真阳不秘，水泛火逆，则用苓、泽以行水饮，用地、萸以滋水阴，用淮药入脾，以输水于肾，用丹皮入心，以清火安肾，得六味以滋肾，而肾水足矣。然水中一点真阳，又恐其不能生化也，故用附子、肉桂以补之。

2. 名家名方

（1）徐荣谦：鼻炎方

[组成] 蜜麻黄 3～5 克，桂枝 10～20 克，杏仁 8 克，炙甘草 10 克，蒲公英 15～30 克，莪术 10 克，川贝母 10 克，猫爪草 10 克，随症加减。

[用法] 每日 1 剂，水煎分 2 次服。慎进生冷、鱼腥食物。

[加减] 兼具咽部不利者，予蝉衣、桔梗以利；鼻黏膜肿胀鼻塞、打鼾严重者酌加穿山甲、牡蛎等化痰散结。饮盛者，加细辛、葶苈子增强化水饮之功；肺虚痰盛者，故加入青礞石以化顽痰、祛胶痰。脏腑内热盛者，加金银花以清内热；大便干结者加瓜蒌以清肺通腑化痰。

[功能] 解表散寒，清肺胃热。

[主治] 过敏性鼻炎。

[方解] 徐荣谦教授现任北京中医药大学东直门医院儿科主任医师、教授、博士生导师，担任中华中医药学会儿科分会副会长，全国中医药高等教育学会儿科教学研究会理事长。徐教授在麻黄汤基础上拟定了鼻炎方。加蒲公英、猫爪草、莪术、川贝母。其中麻黄可解表散寒，宣肺通窍为君，同时配以大剂苦寒清

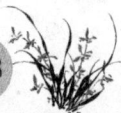

里之蒲公英清肺胃之热，表里双解，外可驱散留恋表窍之风邪，内可清肺胃之热，消鼻腔肿胀，同时配合川贝母、莪术、猫爪草，以加强消肿散结之力，使寒热错杂之病理状态得以纠正。本方药味精简，变化灵活，寒温并用，表里兼顾，适当加减，亦可兼顾其他变证，治疗本病其他证型及相关变证。

（2）刘茂林：衄鼻散

［组成］党参30克，茯苓30克，炒白术30克，桂枝10克，炒白芍30克，炙麻黄8克，细辛5克，辛夷10克，苍耳子12克，防风10克，炙甘草8克。生姜3～4片，大枣5～6枚。

［用法］水煎服，每日1剂，早晚饭后1.5小时左右各服1次。

［加减］头痛者，加川芎15克，白芷15克，藁本10克；清涕不止者，重用苍耳子至15克，加乌梅15克，五味子10克；恶寒怕冷汗出恶风者，加生黄芪30～60克，鹿角霜20克，炮附子8克；鼻塞严重者，重用炙麻黄至10克，细辛至8克，辛夷至12克，加炒荆芥10克。

［功能］补脾益肺，调和营卫，除风祛湿，通达肺窍。

［主治］衄鼻（过敏性鼻炎和大部分慢性鼻炎）。中医辨证多属脾肺气虚，营卫不和，风寒湿侵袭，肺窍不利之证。

［方解］衄鼻散是河南中医学院教授、主任医师、硕士研究生导师、全国第四批老中医药专家学术经验继承工作指导老师的刘茂林教授的经验方。亦名"四桂麻辛苍防汤"（即四君子汤合桂枝汤，加炙麻黄、细辛、辛夷、苍耳子、防风）。方中党参、茯苓、炒白术、炙甘草益气健脾，培土生金，复振卫阳，固表止汗；桂枝、炒白芍、生姜、大枣、炙甘草调和营卫，建立中气，气血有源，振奋卫阳；炙麻黄、细辛、辛夷、苍耳子、防风，皆辛温散寒，除风祛湿，通达肺窍，解除过敏之品。以上三组药品合之，共奏补脾益肺、调和营卫、建立中气、复振卫阳、除风祛湿、通达肺窍、解除过敏之功。

（3）祝谌予：过敏煎加味

［组成］银柴胡12克，乌梅15克，防风12克，五味子12克，辛夷12克，牡丹皮12克，黄芪15克，白术12克，炙甘草6克。

［方法］水煎服，每日1剂。

［加减］兼脾虚者加山药30克，茯苓15克，大枣6枚；兼肾虚者加淫羊藿

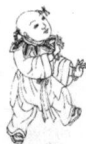

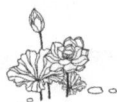

12 克，补骨脂 12 克，菟丝子 15 克。

[主治] 变应性鼻炎（鼻鼽）。

[方解] 祝谌予是中国协和医科大学教授，北京中医学院教务长，北京协和医院中医科主任，北京中医学院名誉教授，中华全国中西医研究会副理事长，中华全国中医学会理，第七届全国政协委员，第七届北京市政协副主席，农工民主党北京市委员会主任委员。享受国务院颁发的政府特殊津贴。过敏煎正是祝谌予教授治疗鼻炎的经验方，由银柴胡、乌梅、防风、五味子四味药物组成。该方药味虽少，看似平淡，但立方确甚巧妙、配伍严谨。方中银柴胡甘寒益阴，乌梅酸敛化阴生津，现代药理研究证明乌梅能抗过敏，可以因为非特异性刺激产生更多游离抗体，中和侵入体内的过敏原；防风辛温散风祛湿，五味子酸温益气敛肺。四药合用，有收有散，有补有泻，阴阳并调，验之临床，对过敏性疾病确有良效。笔者凭多年的临床经验，根据过敏性鼻炎属肺、脾、肾虚，又感外邪的本虚标实之证，轻则以肺、脾气虚为主，重则及肾的临床特点，在过敏煎原方上加黄芪、白术、炙甘草益气固表，辛夷散邪通鼻窍，加牡丹皮清热凉血，抗变态反应，从而使方药相合于病情，标本兼治，相得益彰，得桴鼓之效。

（4）蔡福养：温阳止涕汤

[组成] 制附子 15 克，肉桂 10 克，干姜 10 克，细辛 3 克，山药 15 克，熟地 10 克，鹿角霜 15 克，茯苓 15 克，泽泻 15 克，苍耳子 10 克，辛夷 10 克，白芷 15 克，鹅不食草 15 克，炙甘草 6 克。

[方法] 水煎服，每日 1 剂。

[加减] 若鼻腔黏膜淡白或苍白，水肿甚者，加重温阳利水药用量；若鼻塞声重甚者，加重苍耳子、辛夷、白芷、鹅不食草之量。若清涕长流，不能自收者，蔡老认为系"卫气与荣气不能谐和故尔"，多以温阳为先导，加调和营卫之品，如合用桂枝汤。

[主治] 变应性鼻炎（鼻鼽）。

[方解] 温阳止涕汤就是名老中医蔡福养治疗变异性鼻炎的经验方。蔡福养是原卫生部第一批认定的中国名老中医、河南中医学院教授、主任医师、第二批全国名老中医本草专家学术经验带徒导师。蔡老认为，鼻鼽病乃阳气虚弱、气化失常、卫外不固、风寒异气侵袭所致。其病本为阳气虚弱，其标为寒水上泛。治

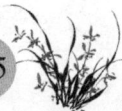

疗上主张宜温阳为先，俾阳光振奋、气化水行而鼻窍豁然。

（5）董振华：逍遥散加减

［组成］生白芍30克，茯苓25克，龙胆草5克，白蒺藜10克，蔓荆子10克，辛夷10克，干姜5克，细辛3克，五味子10克。

［用法］水煎服，每日1剂。

［主治］变应性鼻炎（鼻鼽）。

［方解］逍遥散加减是董振华教授治疗变应性鼻炎的经验方，董振华教授现任中国医学科学院北京协和医科大学北京协和医院中医科主任医师教授。本方以逍遥散为基础，疏肝养血、健脾和中，广泛地用于治疗各种过敏性疾病。其中白芍柔肝养血，茯苓利湿除涕，龙胆草凉肝清热，蔓荆子、白蒺藜、辛夷祛风通窍，干姜、细辛、五味子温肺散寒，标本兼顾，寒温并施。

3. 秘验单偏方

（1）白芷10克，荜茇6克，川芎6克，酒远志6克。共为极细末，装入瓷瓶勿叫泄气。不管风寒、风热引起的头痛，都可用，而且立竿见影。用时倒入手心，按在鼻孔上连吸3次，头疼剧烈者当可减轻，轻者几次痊愈。也可用于过敏性鼻炎、鼻窦炎。

（2）冷水：①洗脸不用热水，用冷水，用手心盛自来水管放出来的冷水，摅在鼻子上，把冷水吸进鼻孔里，而后擤出来，再盛水吸进去，再擤出来，连续几次，每天坚持。②每天洗脸前先将鼻孔浸入冷水中，轻轻吸气，使冷水与鼻腔黏膜充分接触，然后将水呼出，如此反复进行，持续1～3分钟（可抬头换气），洗完脸后再用中指揉压鼻翼两侧约20次。适宜过敏性鼻炎及其他各类鼻炎。

（3）滴香油：香油就是普通的食用香油，每天3～5次，每次5滴左右，滴入鼻内。适用于过敏性鼻炎。注意：鼻塞严重时不要滴，可变换一下体位，待鼻子通气后再滴，滴前将鼻涕擤干净。持之以恒，必定见效。

（4）苍耳子：用本方治疗变态反应性鼻炎（即过敏性鼻炎），多数患者症状消失或改善或发作减少。

①苍耳子30～40个，轻轻捶破，放入锅内，加入麻油50毫升，文火煎炸苍耳子，待苍耳子炸枯时，滤取药油装入清洁瓶内备用。用时以消毒小棉球蘸药油少许涂于鼻腔内，每日2～3次，2周为1个疗程。注：药油涂入鼻腔时，应

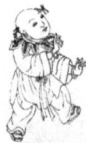

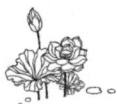

尽量涂进鼻腔深部。使用本法应持之以恒，尽量不要间断，治愈为止。

②苍耳子适量。焙成深棕色后研粉，每次服 3～5 克，每日 3 次，连服 2 周。或将粉末与蜂蜜混合制成丸剂（每丸含药粉 3 克），每次服 1～2 丸，每日 3 次，连服 2 周，必要时可服 3 周至 2 个月。

（5）蜂巢：蜂巢 1 片，经常嚼食之，10 分钟左右吐渣，每日 3 次。主治过敏性鼻炎、鼻窦炎。

（6）唾液：用唾液搽在鼻腔（搽后鼻腔表面有微痛感），数次以后，鼻腔开始结痂，随着结痂的自行脱落后过敏症状即消失。适宜过敏性鼻炎、鼻腔发干发痒。

（7）辛夷花 3 克，槐花 10 克。开水冲泡，浸闷 5～10 分钟，频饮，每日 1～2 剂。据报道，应用本方治疗过敏性鼻炎疗效显著。

（8）鲜橘子皮适量，将鲜橘子皮靠近鼻子，闻之，闻的时间越长效果越佳；晚上睡觉时将 2～3 个鲜橘子皮放在枕头旁，同样橘皮离鼻子的距离越近越好。此法对治疗过敏性鼻炎有奇效。

（9）蜂毒法：采用蜜蜂螫穴位的方法，因为蜜蜂毒含有提高过敏抵抗力的物质，据说也可以根治，但此法有一定的危险性，不可自己滥用。

（10）吃蜂蜜法：吃蜂蜜每天 2 次，每次 1 勺，如果要用水冲服必须用温水冲服，水太凉会导致腹泻，水温超过 80℃，蜂蜜会产生毒素。注意：此法只适用于花粉或草过敏（俗称枯草症）。

（11）辛夷、苍耳子各 10 克，水煎成汁，加入葱汁少许。滴鼻，每日 3～5 次。

（12）穿心莲、虎杖各 20 克，鹅不食草 60 克，麻黄 6 克，冰片 3 克。研末，用凡士林调成膏状涂鼻腔内，每日 2 次。

（13）鹅不食草研成细末粉 25 克，凡士林 75 克，调成软膏。涂于鼻腔患处，每日 2～3 次。

（14）野菊花 10.5 克，苍耳子 9 克。上药加水适量煎至 200 毫升，口服，每日 2 次，每次 100 毫升。

（15）灵芝煎成浓汤，过滤后，频频滴鼻。

（16）玉兰花蕾 3 克，苍耳子 6 克，水煎服。

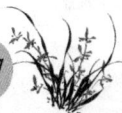

4.中成药

（1）辛芩颗粒

［成分］细辛、黄芩、苍耳子、白芷、荆芥、防风、石菖蒲、白术、桂枝、黄芪。

［性状］本品为棕褐色的颗粒；味甜、微苦。

［功能主治］益气固表，祛风通窍。用于鼻鼽、肺气不足、外感风邪证、恶风自汗、鼻流清涕、鼻塞、脉虚浮；过敏性鼻炎见上述证候者。

［用法用量］开水冲服，每次1袋，每日3次，20天为1个疗程。

（2）苍鹅鼻炎片

［成分］苍耳子、白芷、黄芩、鹅不食草、菊花、野菊花、荆芥、广藿香、猪胆膏、薄荷油、鱼腥草素钠、马来酸氯苯那敏。

［性状］本品为糖衣片，除去糖衣后显棕褐色；气香，味苦、腥、凉。

［功能主治］清热解毒，疏风通窍。用于风热而致的过敏性鼻炎，慢性单纯性鼻炎及鼻窦炎引起的头痛、鼻塞、流涕。

［用法用量］口服，每次3～4片，每日3次，饭后服。

［不良反应］可见困倦、嗜睡、口渴、虚弱感。

［禁忌］肝肾功能不全者禁用；儿童、孕妇及哺乳期妇女禁用。

［注意事项］不宜在服药期间同时服用温补性中药；本品不适用于慢性鼻炎属虚寒症者；本品含马来酸氯苯那敏、鱼腥草素钠。膀胱颈梗阻、甲状腺功能亢进症、青光眼、高血压和前列腺肥大者慎用；服药期间不得驾驶机、车、船、从事高空作业、机械作业及操作精密仪器；脾虚大便溏者慎用。

（3）金匮肾气丸

［成分］地黄、茯苓、山药、山茱萸（酒炙）、牡丹皮、泽泻、桂枝、牛膝（去头）、车前子（盐炙）、附子（炙）。辅料为蜂蜜。

［功能主治］温补肾阳，化气行水。用于肾虚水肿，腰膝酸软，小便不利，畏寒肢冷。肺肾虚型鼻鼽。

［用法用量］口服，水蜜丸每次4～5克（20～25粒），大蜜丸每次1丸，每日2次。

［注意事项］忌房欲、气恼。忌食生冷食物；服用前应除去蜡皮、塑料球壳；

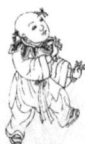

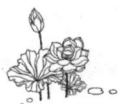

本品不可整丸吞服。

［禁忌］孕妇忌服。

（4）参苓白术丸

［成分］人参、白术、麸炒、茯苓、山药、薏苡仁、莲子、白扁豆、砂仁、桔梗、甘草。

［功能主治］健脾、益气。用于体倦乏力，食少便溏。肺脾气虚型鼻鼽，尤其对慢性鼻炎疗效较佳。

［用法用量］口服，每次6克，每日3次。

［注意事项］泄泻兼有大便不通畅、肛门有下坠感者忌服；服本药时不宜同时服用藜芦、五灵脂、皂荚或其制剂；不宜喝茶和吃萝卜以免影响药效；不宜和感冒类药同时服用；本品宜饭前服用或进食同时服。

（二）外治法

1. 理疗　氦氖激光照射不仅可以增强白细胞的吞噬作用，还可以抑制细菌生长，因此在临床医学的各个领域都得到了广泛的应用。由于人体对激光波长的吸收有选择性，波长为632.8纳米的氦氖激光是目前医学上应用最广的治疗用激光之一。氦－氖激光约能透入皮下15毫米，机体能吸收红光的39%～50%，具有生物刺激和调节作用，改善了机体状态，增强了抗病能力。由于氦－氖激光照射引起了组织细胞的激光机化、振荡、摩擦而发热，加上激光能量密度高，作用于组织时其能量吸收后变为热能，从而扩张血管，使血液黏度下降，血液流动加快，新陈代谢旺盛，局部组织营养改善，细胞活动加强，增强了网状细胞的吞噬作用，加速了病理产物和代谢产物的吸收、排出，因而有明显的消炎作用，并能增强机体代谢酶的活性，加速蛋白质的合成，活跃机体的免疫功能。

氦氖激光照射治疗变应性鼻炎和急慢性鼻炎，均有良好的临床疗效。而且低能量激光作用于生物组织，不会造成生物组织损伤，对机体无任何伤害，没有残留。所以针对有血管收缩药使用禁忌的患者，如患有高血压、冠心病、甲状腺功能亢进症、糖尿病等疾病的患者或正在接受单氨氧化酶抑制药治疗的患者，以及不配合鼻喷剂使用的患儿，激光治疗均可作为首选的治疗方法。

总之，小剂量低能量激光照射，有刺激整个机体组织再生和抗炎、扩血管作用。

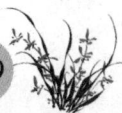

2. 耳部按摩疗法

[耳部穴位] 肾、肺、内分泌、外鼻、内鼻、肾上腺。

[主治] 过敏性鼻炎。

[操作方法] 手法按照耳部常规按摩手法，其中重按内分泌、外鼻、肾上腺三穴。

3. 足部按摩疗法

[常规穴] 大脑、额窦、鼻、肺支气管、头颈淋巴结、输尿管、膀胱穴。

[配穴] 肾上腺、升结肠、横结肠、降结肠、胸部淋巴结、腹部淋巴结、盆腔淋巴结。

[主治] 过敏性鼻炎。

①肾上腺：位于双足底第2跖骨与趾骨关节所形成的"人"字形交叉的稍外侧（图6-1）。按摩时点按肾上腺1分钟。

②升结肠：位于右足足底小肠反射区的外侧与足外侧缘平行，从足跟骨前缘至第5跖骨底的带状区域（图6-2）。按摩时拇指平推升结肠1分钟。

③横结肠：位于双足底中间第1～5跖骨部与第1～3楔骨（即内、中、外楔骨）、骰骨交界处的横越足底的带状区域（图6-3）。按摩时拇指平推1分钟。

④降结肠：位于左足足底第5跖骨底沿骰骨外缘至跟骨前缘外侧，与足外侧平行的带状区域（图6-4）。按摩时拇指平推降结肠1分钟。

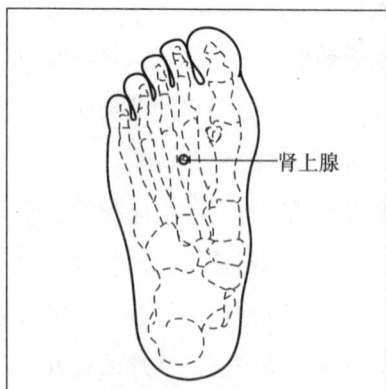

图6-1　肾上腺足底反射区

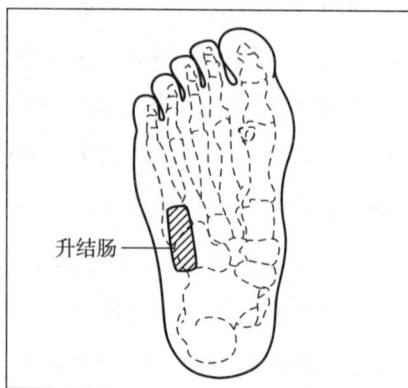

图6-2　升结肠足底反射区

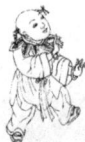

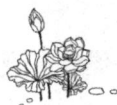

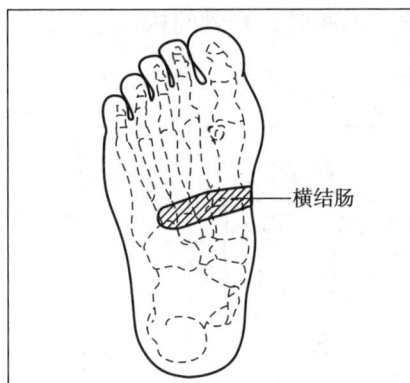

图 6-3　横结肠足底反射区

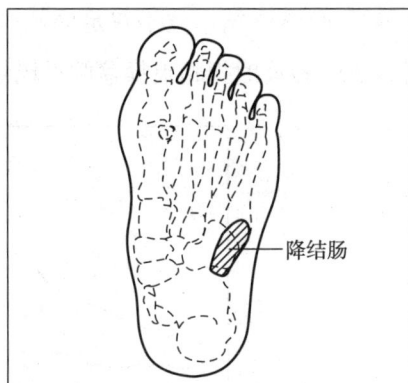

图 6-2　降结肠足底反射区

⑤胸部淋巴结：位于双足背第 1 跖骨及第 2 跖骨间缝处（图 6-5）。提高免疫力加拇、示指按揉头颈部淋巴结反射区 1 分钟；拇指推按胸部淋巴结反射区 1 分钟。

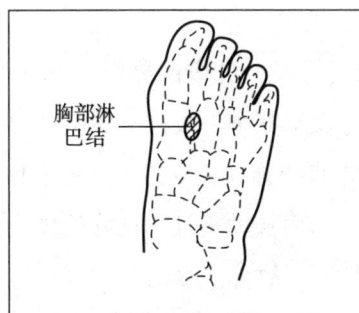

图 6-5　胸部淋巴结足底反射区

⑥腹部淋巴结：位于双足外侧踝关节前由距骨、舟骨间构成之凹陷之部位（图 6-6）。按摩时拇指点揉 1 分钟。

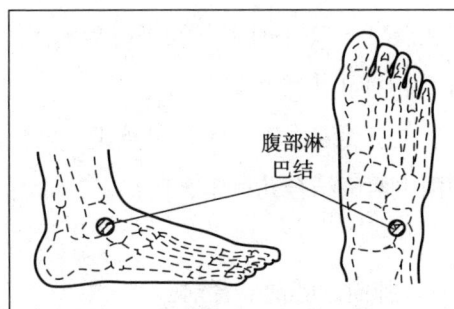

图 6-6　腹部淋巴结足底反射区

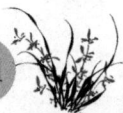

⑦盆腔淋巴结：位于双足内侧踝关节前，由距骨、舟骨间构成之凹陷部位（图 6-7）。按摩时拇指点揉盆腔淋巴结 1 分钟。

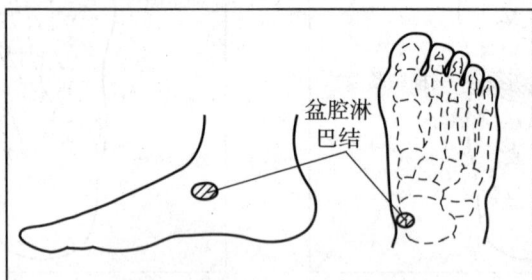

盆腔淋巴结

图 6-7　盆腔淋巴结足底反射区

4. 中药敷贴疗法　临床多采用天灸疗法。属于冬病夏治。天灸疗法是中药贴敷疗法中最具代表性的一种，是指用对皮肤有刺激性的药物敷贴于穴位或患部，使局部皮肤充血、发疱，甚至化脓。冬病夏治穴位贴敷又是现在最流行、最普遍的中药贴敷疗法。

哮喘、老年人慢性支气管炎、过敏性鼻炎、慢性鼻炎等疾病，多因正气虚弱，感受风寒而诱发，且好发于冬季，故称"冬病"；采用穴位敷贴、穴位注射、拔罐综合疗法，可提高机体非特异性免疫力，降低人体过敏状态以及改善丘脑 - 垂体 - 肾上腺素系统功能，从而扶助正气、祛除机体内伏寒邪，起到"缓则治其本""不治已病治未病的目的"，故称"夏治"。

［选穴］大椎、定喘、肺俞、迎香、膻中、肾俞。

［药物准备］将麻黄、白芥子、延胡索、丁香、细辛、甘遂等比例称药，加入少许冰片共研细末，后用新鲜生姜汁调和成糊状，做成直经约 8 毫米的药饼。

［操作方法］将做好的药饼，敷贴于穴位，除大椎、定喘穴外余穴均取双侧，每次敷贴 2 ～ 4 小时（儿童 1 ～ 2 小时）分别于每年头伏、中伏、末伏各进行敷贴 1 次，连续敷贴 3 年为治疗 1 个疗程。

［主治］过敏性鼻炎［于美瀛，李心平，吴英姬. 穴位贴敷防治小儿呼吸系统疾病 126 例观察. 中国中西医结合儿科学，2010，2（2）：166-167］。

5. 艾灸疗法

［选穴］大椎、印堂、肺俞、脾俞、肾俞。

［操作方法］用百笑灸固定在穴位热敏部位，以不引起患者觉得热度难以耐

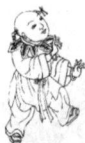

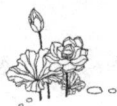

受并出现灸感为度，待灸芯燃尽即可，每日1次，连续治疗4周。

［主治］过敏性鼻炎（肺虚、脾虚、肾虚）［刘群，杨佳，赵丽侠，等．艾灸对过敏性鼻炎患者临床疗效及生活质量的影响．中华中医药杂志，2015，30（3）：895-897］。

6. 针刺疗法

［主穴］取鼻三针（印堂、双侧迎香）、风池、大椎、陶道、身柱、足三里、合谷。

［加减穴］肺热者加鱼际；痰湿者加丰隆；瘀血者加血海、曲池。

［操作方法］采用0.25毫米×30毫米毫针。采用指切进针法，快速进针。行平补平泻法，留针30分钟，每周治疗5次，4周为1个疗程。

［主治］过敏性鼻炎［方震，施曼华．鼻三针为主治疗过敏性鼻炎疗效观察．上海针灸杂志，2015，34（2）：125-127］。

7. 刺血疗法　耳背刺血。

［操作］在耳背上1/3可见粗细、数量不等、色泽鲜红或紫暗的毛细血管或小静脉，以碘酒、酒精消毒后，针刺耳背血管使其出血2～3滴，每次每侧以1～2根血管为宜。针刺出血后用棉花球压迫止血，每周1～2次，10次为1个疗程。

［方义］耳背刺血治疗鼻炎，其机制可能是由于鼻黏膜局部炎症被控制后，无法释放多种介质，如组胺、慢性反应物质、前列腺素等。

［主治］适宜于过敏性鼻炎及其他各类鼻炎，对急性发作尤其有效。

（三）生活起居

1. 起居　变异性鼻炎患者起居生活应谨慎，生活环境必须干净、整洁，避免屋内尘土、螨虫诱发疾病，若季节性变异性鼻炎者禁养各种花草，尽量避免接触小动物。生活作息要规律，患者应严格要求自己，避免接触可能诱发的变应原。

2. 饮食　以下过敏性鼻炎的常用食疗方［李果丽．过敏性鼻炎的中医辨证食疗．中国实用医药，2012，7（26）：171-172］。

配方1：葱白红枣鸡肉粥

［食材］大枣（去核）10枚，葱白5茎，鸡肉连骨100克，芫荽10克，生

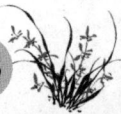

姜 10 克，粳米 100 克。

［制法］将粳米、鸡肉、生姜、大枣先煮粥，粥成再加入葱白、芫荽，调味服用。

［用法］每日 1 次。用于风寒型的过敏性鼻炎。

配方 2：神仙粥

［食材］生姜 6 克，连须葱白 6 根，糯米 60 克，米醋 10 毫升。

［制法］先将糯米洗后与生姜同煮，粥将熟时放入葱白，最后入米醋，稍煮即可食。

［用法］趁热服用。用于风寒型的过敏性鼻炎。

配方 3：豆豉红糖汤

［食材］豆豉 10 克，红糖 10 克。

［制法］先将豆豉煮汤，去渣，加红糖即可饮用。

［用法］趁热饮用。本方具有通窍散寒的功效。适用过敏性鼻炎伴鼻塞畏寒者。

配方 4：生姜葱白汤

［食材］生姜 6 片，葱白 6 段，红糖适量。

［制法］先将生姜与葱白共煮汤，后加红糖。

［用法］趁热饮用。具有温中散寒通窍的功效。适用受淋雨风吹着凉后过敏性鼻炎发作者。

配方 5：葛根乌梅饮

［食材］新鲜葛根 25 克，新鲜乌梅 10 克，新鲜芦根 10 克。

［制法］将新鲜葛根、乌梅、芦根共同榨汁 100 毫升，口服。

［用法］温服。用于风热型的过敏性鼻炎。

配方 6：黄芩猪肚粥

［食材］黄芩 15 克，石膏 20 克，芦根 12 克，薄荷 12 克，鱼腥草 6 克，猪肚 50 克，适量生姜片、葱白段、胡椒。

［制法］先将黄芩、石膏、芦根、薄荷、鱼腥草水煎取汁液 500 毫升，后与猪肚（纳入适量生姜片、葱白段、胡椒）共炖至粥成，患者可根据发病情况来复用。

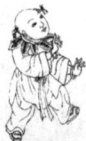

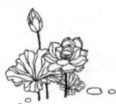

〔用法〕温服。用于风热型的过敏性鼻炎。

配方7：玉屏风粳米粥

〔食材〕黄芪12克，防风6克，白术6克，淮山药15克，大枣5枚，生姜3片，粳米50克。

〔制法〕先将黄芪、防风、白术、淮山药洗净后温水浸泡30分钟，然后与生姜、大枣、粳米同置锅中，加入适量水，共煮至米烂粥成。

〔用法〕每日晨起即可复用，对于素体虚弱、易患感冒的过敏性鼻炎患者在不发作时期复用，可有效减少本病的发生率，亦可起到巩固康复的效果。

配方8：黄芪黄精粥

〔食材〕黄芪15克，黄精10克，大枣5枚，粳米100克。

〔制法〕将黄芪、黄精、大枣、粳米同煮粥。

〔用法〕温服。不发作时可长期服用有效。

配方9：黄芪大枣粥

〔食材〕黄芪30克，大枣10枚，粳米50克，姜糖适量。

〔制法〕将黄芪与大枣一起放入锅内，加水1000毫升，熬至500毫升，然后加入粳米同放入锅内，再加水至1000毫升，武火烧开，文火慢炖成粥，加入姜糖搅匀即可。

〔用法〕晨起或晚餐服用。

配方10：花生粳米粥

〔食材〕花生不去衣45克，粳米100克，冰糖适量。

〔制法〕将花生与粳米同煮为粥，加冰糖适量，食用。

〔用法〕温服。本方具有补脾胃、去湿邪的功效。适用过敏性鼻炎脾胃虚弱者。

配方11：茯苓猪肉包

〔食材〕茯苓30克，面粉250克，猪瘦肉、葱姜各适量。

〔制法〕先将茯苓煮水3遍，去渣，留汤，与面粉一起和均，做成包子皮。猪瘦肉和葱姜拌为馅，制作包子。用法：每日食用数只。本方具有补脾益气固卫的功效。适用过敏性鼻炎伴面色黄胖、大便溏稀者。

配方12：人参白术猪肚粥

〔食材〕人参6克，白术30克，猪肚1只，粳米50克，干姜3克。

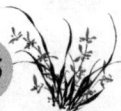

［制法］将猪肚洗净切成小片，与人参、白术、干姜、粳米同加水慢火炖，煮成粥。

［用法］晨起服。

配方 13：人参黄芪茶

［食材］黄芪粉 5 克，人参 1 克，大枣粉 5 克。

［制法］将黄芪粉、人参、大枣粉冲服。

［用法］早晚各 1 次，长期服用有效。

配方 14：鳝鱼煲猪肾

［食材］黄鳝（切段）250 克，猪肾 100 克。

［制法］将黄鳝与猪肾同煲熟，调味食用。

［用法］趁热服用。

配方 15：苁蓉金樱羊肉粥

［食材］肉苁蓉 15 克，金樱子 15 克，精羊肉 100 克，粳米 100 克，细盐少许，葱白 2 根，生姜 3 片。

［制法］先将肉苁蓉、金英子水煎去渣取汁，入羊肉、粳米同煮粥，待熟时，入盐、生姜、葱白稍煮即可。

［用法］趁热服用。用于肾虚型的过敏性鼻炎。

配方 16：菟丝细辛粥

［食材］菟丝子 15 克，细辛 5 克，粳米 100 克，白糖适量。

［制法］将菟丝子洗净后捣碎和细辛水煎去渣取汁，入米煮粥，粥熟时加白糖即可。

［用法］趁热服用。

3. 运动（活动）　过敏性鼻炎患者运动应适量，静坐运动比较适合此类型鼻炎。静坐是我国古代的一种养生健身法，也叫"盘坐"或"打坐"，通常是闭目盘膝而坐（可以单盘，也可以双盘，根据个人的身体条件循序渐进）调整气息出入、手放在一定位置上，整个人进入不想任何事情的一种状态，是一种独特的养生方式。

此外过敏性鼻炎患者注意运动环境，空气质量。身处山清水秀、空气清新、负离子含量高的环境，可以减少不良的大气污染对鼻腔的刺激，有助于缓解鼻炎

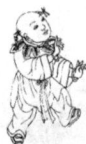

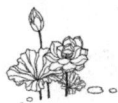

患者局部的不适症状。

（四）服药及饮食禁忌

过敏性鼻炎患者应绝对禁食过敏食品：有些患者对牛奶、冷冻食品、海鱼、虾蟹过敏，应避免食用；少食用牛肉、含咖啡因饮料、巧克力、柑橘汁、玉米、乳制品、蛋、燕麦、牡蛎、花生、鲑鱼、草莓、香瓜、番茄、小麦；避免香草醛、苯甲醛、桉油醇等食物添加物；忌食冷饮：过冷食物会降低免疫力，并造成呼吸道过敏；忌食刺激性食物：如辣椒、芥末等，容易刺激呼吸道黏膜。人工色素：特别是黄色五号色素禁用；特殊处理或加工精制的食物忌用。

七、西药治疗

1. **避免接触变应原** 是防治变应性鼻炎最有效的方法。但对有些变应原，特别是吸入性变应原，常常难以避免，则应尽量调整心态，接纳疾病，从容共处。

2. **药物治疗** 近年来由于高效、长效、安全的药物不断问世，使药物治疗在变应性鼻炎的治疗中占有重要地位。

（1）抗组胺药：主要通过与组胺竞争效应细胞膜上的组胺受体发挥抗 H_1 受体的作用。传统的抗组胺药，如氯苯那敏（扑尔敏）因其中枢抑制作用，对从事精密机械操作和司乘人员、高空作业人员应慎用或不用。而新型的抗组胺药，近年来临床广泛应用的非镇定性 H_1 受体拮抗药如西替利嗪（每次 10 毫克，每天 1 次）、氯雷他定（又名开瑞坦、克敏能，每次 10 毫克，每天 1 次），不但克服了传统抗组胺药的中枢抑制作用，而且抗 H_1 受体的作用明显增强，但亦有一些严重并发症如心功能障碍等。

（2）肥大细胞稳定药：色甘酸钠有阻断肥大细胞表面膦酸酯酶 A 的激活作用和防止肥大细胞脱颗粒的作用。每日喷鼻 4 次，每次 10 毫克，或 2% 色甘酸钠水溶液滴鼻。主要缺点是起效慢，需提前 1 ～ 2 周用药，且维持时间短。

（3）减充血药：可滴鼻或口服如 1% 麻黄碱滴鼻剂、去氧肾上腺素溴苯那敏胶囊（每粒含马来酸溴苯那敏 4 毫克，盐酸肾上腺素 10 毫克）等，能有效缓解鼻充血，但如使用不当，可引起药物性鼻炎、中枢兴奋和血压升高等。

（4）皮质类固醇：具有抗变态反应、抗炎作用，能明显减轻各种炎症反应，

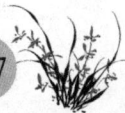

缓解鼻变态反应，包括鼻塞症状。肌内注射糖皮质激素和鼻内注射糖皮质激素不良反应较多，包括丘脑下部－垂体－肾上腺轴抑制、肥胖、高血压、糖尿病、骨质疏松、生长抑制等，甚至有报道鼻内注射糖皮质激素出现视力失明等，故现临床不推荐使用。鼻内皮质类固醇是治疗变应性鼻炎最有效的药物，其疗效超过抗组胺药、减充血药和色甘酸钠，日益成为第一线治疗药物。它不但治疗常年性变应性鼻炎和季节性变应性鼻炎有效，还显示用于鼻息肉切除后可以预防复发。现有的鼻内皮质类固醇制剂有二丙酸倍氯米松、布地奈德、丙酸氟替卡松等。该类制剂按使用剂量使用 1～2 周后，对病情做出评估，并根据疗效调整剂量。用药原则是使用最小剂量达到好的疗效。局部刺激是最常见的不良反应，约 10% 的患者用药后有各种不同的鼻腔刺激，如鼻腔烧灼感或用药后喷嚏，2% 有血性鼻涕，少数报道鼻中隔穿孔和迟发变态反应，但长期用药并无黏膜形态学改变的危险。全身不良反应不是严重问题，但长期（多年）使用皮质类固醇，超剂量用药仍有使患者有丘脑下部－垂体－肾上腺轴抑制的危险。

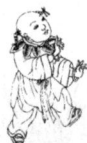

第7章

血管运动性鼻炎

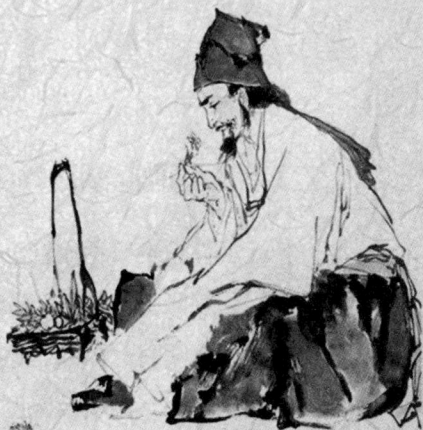

一、非特异性的血管运动性鼻炎

张女士诉说有"鼻炎"病史 5 年余，开始的时候是鼻塞很厉害，就用中药喷剂喷鼻子，开始有 1 年的时间没有离开喷剂。中间有 2 年没有什么问题，跟正常鼻子一样。最近 2 年，持续出现鼻塞，打喷嚏（一连打十几个），流清涕，鼻痒，眼角痒，晚上鼻塞，睡眠不好，头晕，神经衰弱，还有些心悸，心堵。服中药疗效欠佳，鼻痒厉害时服用抗过敏药（氯雷他定片，每天 1 次，早上吃，服用 2 个月）有效，不太打喷嚏，但近 2 个月鼻痒，鼻塞，打喷嚏。尤其晨起时鼻塞严重，不断打喷嚏，白天症状减轻或消失。医生询问病情，查体：血常规见白细胞 7.0×10^9/升，嗜酸性粒细胞比例 3%；变应原皮试反应阴性，鼻腔内鼻黏膜肿胀和鼻腔内的黏液性分泌物积聚。医生根据病情及查体确诊为"血管运动性鼻炎"。"血管运动性鼻炎"是一种非特异性的过敏反应，与"过敏性鼻炎"有相似表现，但两者是有区别的。

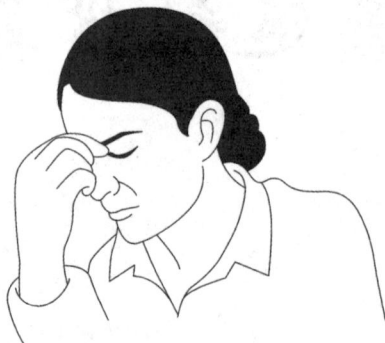

二、什么是血管运动性鼻炎

血管运动性鼻炎又称血管舒缩性鼻炎，是因为鼻黏膜自主神经功能紊乱，副交感神经因受刺激引起鼻黏膜肿胀，从而引起副鼻窦自然开口被堵塞，出现鼻涕增多、头痛、打喷嚏、面部压迫感等症状。引起血管运动性鼻炎的刺激物并不是特异性的抗原，而是温度及湿度的变化、疲劳、精神刺激、烟雾及灰尘等，或者遇到冷暖空气交替时引发强烈地打喷嚏，类似慢性鼻炎的症状，且有迅速恶化的特征，也是一种非特异性过敏反应。

中医也属于"鼻鼽"范畴，其病机与变异性鼻炎基本相似，脏腑功能失调，

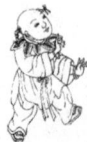

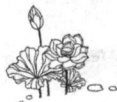

肺气亏虚，卫表不固，腠理疏松，风寒乘虚而入犯及鼻窍而发病。

三、诊断要点及鉴别诊断

1. 血管运动性鼻炎的诊断要点　血管运动性鼻炎主要表现为鼻流清涕、喷嚏、鼻塞以及鼻痒中至少2个症状，与变应性鼻炎相似。但无季节性。根据症状可分为3种类型。

（1）鼻塞型：主要为鼻塞，发作时间不定。有些晨起时鼻塞严重，白天减轻或消失。另一些患者则每晚加重，并常有随体位变化的交替性鼻窦炎。这类患者常对气候和环境温度、湿度的变化异常敏感。

（2）鼻漏型：常有大量水样分泌物，并多伴有发作性喷嚏。常在起床或凌晨时发作，并伴有鼻痒，但少有结膜受累及眼痒症状。这类患者精神类型一般不够稳定。症状持续数日或数周后，可自行减轻或消失。经一定间歇期后又再发病。此类型最易与变应性鼻炎相混淆。

（3）喷嚏型：以发作性喷嚏为主要症状。如遇冷风吹过，或遇异味（油烟、涂料、油漆、某些有机物）、灰尘等即有连续性喷嚏发作，一般每次连续5个以上，多者可达数十个。喷嚏过后常有大量的水样鼻涕，亦有仅发喷嚏者。晨起喷嚏发作，与冷空气刺激皮肤有关。

临床检查：变应原皮试反应阴性，血常规检查嗜酸粒细胞在正常范围内。鼻腔局部检查所见与前大致相似，主要为鼻黏膜的肿胀和鼻腔内的黏液性分泌物积聚。鼻镜检查所见的鼻腔黏膜色泽可能无恒定性改变。由于充血而产生的暗红色，或由于容量血管扩张所致的浅蓝色，或由于黏膜严重水肿而表现的苍白色。有的患者表现为一侧鼻腔黏膜严重水肿暗红而另一侧鼻腔黏膜却显现为苍白水肿状。

2. 血管运动性鼻炎的鉴别诊断　血管运动性鼻炎一般鼻部症状每天累计超过1小时，病程长达1个月以上者，在排除下列疾病后，可诊断血管运动性鼻炎。

（1）变应性鼻炎：变应原皮肤试验阳性，鼻分泌物中有嗜酸细胞和嗜碱细胞。季节性鼻炎发作呈季节性。

（2）感染性鼻炎：有急性鼻炎和慢性鼻炎之分。鼻分泌物常为黏液性或黏液脓性，分泌物中多为嗜中性粒细胞。

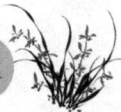

（3）非变态反应性嗜酸细胞增多性鼻炎：鼻分泌物中有大量嗜酸细胞，但无其他变态反应依据。

（4）阿司匹林不耐受三联症：虽然鼻分泌物中可有多量嗜酸细胞，但患者有水杨酸制剂或其他解热镇痛药过敏史和哮喘史，鼻内有鼻息肉。

（5）过强反射性鼻炎：由鼻内感觉神经轴突反射过强引起，以突发性喷嚏为主要症状，发作突然，消失也快。

四、中西医病因病理

1. 西医认识

（1）病因

①自主神经功能紊乱：正常情况下，交感神经兴奋时，其末梢释放去甲肾上腺素和神经肽Y，通过在血管壁上的相应受体以维持鼻黏膜血管张力。刺激副交感神经时，其末梢释放乙酰胆碱，通过血管壁和腺体上的M受体以引起血管扩张和腺体分泌。最近研究又发现，在鼻黏膜副交感神经中存有血管活性肠肽（VIP）免疫反应阳性纤维，刺激翼管神经（主要含副交感神经）时，该VIP免疫反应阳性纤维释放VIP，可引起血管扩张，反复的交感性刺激（过劳、烦躁、焦虑、精神紧张等），可消耗过多的神经递质合成酶和已合成并储备在神经末梢的递质，使α_1和β受体的数目相应减少，可引起交感性张力减低。某些抗高血压药、非选择性β受体阻断药及抗抑郁药均为交感性阻断药，反复应用也可造成交感性张力降低。在交感性张力降低时，副交感神经兴奋性增高，可引起血管扩张、腺体分泌旺盛，从而产生血管运动性鼻炎的临床症状。

②内分泌失调：内分泌失调也可引起鼻黏膜反应性改变。甲状腺功能低下可引起自主神经交感性张力降低。此类患者常以鼻塞为主要症状。雌激素水平变化也可引起鼻部症状。许多临床资料证明，一些女患者在经前期或妊娠期有明显鼻部症状，例如鼻塞、多发性喷嚏、清涕。动物实验证实，提高体内雌二醇水平可使动物鼻黏膜反应性明显增强，可见鼻黏膜上皮增厚、组织水肿、小血管扩张、腺体增生等。雌二醇的这种作用机制尚不清楚。不过已发现体内雌二醇水平增高时，可使鼻黏膜组织胆碱能M受体增加，α_1肾上腺能受体减少。雌二醇还能增强肥大细胞非免疫性组胺释放作用。

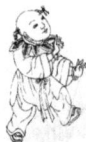

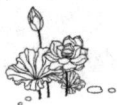

③组胺等炎性介质的非免疫性释放：引起组胺等介质非免疫性释放的因素有多种，如化学性（麻醉药、水杨酸制剂）、物理性（骤变的温度、湿度、气候，尘埃）、神经性（情绪变化）等。组胺非免疫性释放的具体机制尚不清楚，但不管准确机制如何，均受细胞内 cAMP 水平调节。只要能引起细胞内 cAMP 水平下降，就可使肥大细胞释放介质。

（2）病理：鼻黏膜含有大量腺体、丰富的血管床和神经，构成一精细、敏感和活跃的终末器官，行使其呼吸道门户的各种生理功能。它依靠神经－血管、神经－内分泌等活动，维持着鼻腔与内、外环境的平衡。这种平衡表达依赖于来自丘脑下部的两条径路：一是通过脑下垂体借助于内分泌链对鼻黏膜功能实施体液调节，一是通过自主神经系统直接实施于神经调节。上述径路之一若发生功能改变，即引起鼻黏膜血管、腺体功能失调，反应性增强，这就是血管运动性鼻炎发病的主要病理生理基础。鼻黏膜病理改变表现为杯状细胞增多，血管扩张，腺体增生和组织水肿。与变应性鼻炎不同的是组织中很少有粒细胞浸润，小血管内皮细胞连接完整。

2. 中医认识　血管运动性鼻炎，又称血管舒缩性鼻炎，是在鼻黏膜反应阈降低的情况下出现的一种超敏反应，中医属于"嚏"，每遇冷热变化、惊恐、悲伤、焦虑可诱发。鼻为肺窍，肺气虚弱，卫表不固，风寒乘袭，宣肃无权，通调失职，水湿停滞，犯及鼻窍。脾失健运，水津敷布不循常道，湿浊停滞，可上犯鼻窍；心主血脉，鼻为血脉多聚之处，思虑劳伤过度，耗伤心血，常与脾虚并见，形成心脾两虚；肾气亏耗或肾阳不足，则摄纳无权，水湿内聚，上逆鼻窍；肝主疏泄，性喜条达，肝郁气滞，经脉痹阻，邪壅清窍。

五、治疗原则

1. 西医　血管运动性鼻炎的发病机制错综复杂，治疗需要采用综合措施。要避免或除去发病因素，应改善工作条件、不要过度疲劳和紧张，掌握生活节奏，稳定情绪，心情开朗。对内分泌异常者应专科治疗，必要时还可以到耳鼻喉科行手术治疗。

2. 中医　肺卫虚弱，宜益气固表；脾肾阳虚，宜温肾健脾；心脾两虚，宜健脾养心；肝郁气滞，宜疏肝理气。

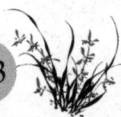

六、中医特色疗法

（一）内治法

1.经典古方

（1）麻黄附子细辛汤

[来源]仲景《伤寒论·少阴篇》："少阴病，始得之，反发热，脉沉者，麻黄附子细辛汤主之。"

[组成]麻黄二两，附子一枚炮，细辛二两。

[用法]附子先下，煮开小火持续30分钟，入细辛，持续20分钟，入麻黄，持续5分钟，去沫取汁。每日1剂水煎，分两次服下。

[主治]过敏性鼻炎、慢性鼻炎、血管性鼻炎。

[方解]麻黄发汗以解太阳之表，附子扶阳以温少阴之里。《秘传证治要诀》曰："清涕者，脑冷肺寒所致，宜乌、附、干姜之属。"细辛则既能解在表之寒，尤能散少阴之邪，与麻黄、附子相伍，可兼有表里两治之功。三药合用，温少阴之经而发太阳之表，具有扶正祛邪、温阳解表的作用。本方主要治疗少阴虚、外感寒邪的太阳少阴两感证。以脏腑而言，多切合肺肾同病，肾阳虚衰，肺气不宣的病机。与"鼻鼽"的病机相符合，肺主涕，肾主嚏，肺肾气虚，阴寒内盛，津液涕唾遇寒流溢，而见喷嚏、流清涕；风性善行，寒主收引，风寒之邪犯鼻则鼻塞、鼻痒，治疗应以振奋阳气，祛除寒邪为主。

（2）小青龙汤

[来源]《伤寒论·辨太阳病脉证并治方》。

[组成]麻黄（去节）10～15克，芍药10～15克，细辛3～6克，干姜10～15克，炙甘草10～15克，桂枝（去皮）10～15克，五味子3～6克，半夏（洗）10～15克。

[用法]上8味，以水一斗，先煮麻黄，减二升，去上沫，内诸药，煮取3升，去滓，温服1升（现代用法：水煎温服）（汉代计量的话，1两=15.625克，1升=液体200毫升）

[主治]过敏性鼻炎、急性鼻炎、慢性鼻炎、血管性鼻炎。

[方解]其中麻黄、桂枝解表散寒，且麻黄能利水，桂枝通阳化气以利水，

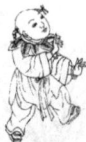

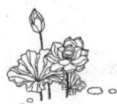

芍药配桂枝调和营卫，干姜、细辛、附子大辛大热，能温脾肾之阳以温化水饮，五味子温敛肺气，并防止肺气之耗散，半夏蠲饮降浊，炙甘草调和诸药，配芍药酸甘化阴，缓和麻、桂辛散太过。方剂用药取其既散在表之寒邪，兼固表调营卫，又有温通鼻窍之功效。诸药协同，对于大多数因肺脾肾虚三脏虚损而引起的变应性鼻炎具有良好的治疗效果。

（3）桂枝汤

[来源]《伤寒论》。

[组成]桂枝（去皮）三钱（9克），芍药三钱（9克），生姜三钱（9克），大枣（切）十二枚（3枚），甘草二钱（炙，6克）。

[用法]每日1剂水煎，分两次服下。

[主治]过敏性鼻炎、急性鼻炎、慢性鼻炎、血管性鼻炎。

[方解]桂枝汤为仲景群方之魁，乃滋阴和阳、调和营卫、解肌发汗之总方。通过桂枝汤的调和营卫，加强肺卫的防御功能，以改善机体对病邪的易感性，从体质方面达到治病求本的目的。故凡过敏性鼻炎遇冷或异味打喷嚏者，运用桂枝汤加减治疗效果较好。流清涕者，加白芷、苍耳子等；涕由清转黄，加辛夷花、黄芩；常感冒者，可合玉屏风散；寒重者，加鹅不食草、细辛；风盛者，加防风、蝉蜕。唯独肺火旺，痰热盛，舌红赤者，不可用桂枝汤。

2. 名家名方

干祖望：血管性鼻炎经验方

[组成]桂枝3克，炒白芍10克，黄芪10克，豨莶草10克，广地龙10克，蝉衣5克，乌梅10克，徐长卿10克，紫草10克，甘草3克。

[用法]每日1剂，水煎分2次服。

[加减]自汗、盗汗严重加用浮小麦10克，碧桃干10克等；鼻塞严重可加辛夷6克，白芷6克等；新近受风，可兼以解表，用麻黄3克，杏仁10克等；食纳差可加焦山楂10克，焦神曲10克等。

[主治]血管性鼻炎或过敏性鼻炎。

[方解]此方是干祖望教授治疗血管性鼻炎的经验方，方中桂枝、白芍二味取桂枝汤意，酸甘化阴，调和营卫，为君药；黄芪补益肺脾之气，坚固藩篱，为臣药；乌梅敛肺止涕；蝉衣疏风止痒；紫草凉营活血；地龙泄热通络，豨莶草、

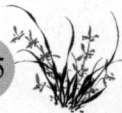

徐长卿祛风清热，共为佐药；甘草调和诸药，为使药。全方取桂枝汤加味化裁，诸药合用，共奏益气固表、清热调营之功。

3. 秘验单偏方

（1）莲子、薏苡仁各15克，砂仁、茯苓、白术各10克，党参、甘草、山药各20克，桔梗8克。加减：涕多加乌梅15克，诃子、苍耳子各10克；鼻塞较甚者加辛夷、苍耳子各10克，蝉蜕6克；喷嚏较多加僵蚕、苍耳子各10克，蝉蜕6克。每日1剂，水煎分3次服。15天为1个疗程。适宜过敏性鼻炎和其他属于脾虚型的各型鼻炎。

（2）藿香（连梗叶）120克，猪胆4只，辛夷、苍耳子各15克，白芷10克，细辛5克，薄荷3克，冰片1克。前5味共研细末过筛，再取冰片研细拌匀，装瓶密封。

（3）藿香、苍耳子、连翘、辛夷各10克，升麻、青黛各6克。水煎服，每日1剂，连服14天。

4. 中成药

（1）鼻通丸

［成分］苍耳子（炒）、辛夷、白芷、薄荷、鹅不食草、黄芩、甘草。

［功能主治］清风热，通鼻窍。用于外感风热或风寒化热，鼻塞流涕，头痛流泪，慢性鼻炎。

［性状］本品为黄褐色的大蜜丸；气微香，味甘。

［用法用量］口服，每次1丸，每日2次。

（2）利鼻片

［成分］蒲公英、黄芩、薄荷、白芷、苍耳子、辛夷、细辛。

［性状］本品为糖衣片，除去糖衣后显棕褐色；味苦、微辛。

［功能主治］清热解毒，祛风开窍。用于鼻渊、鼻塞流涕。

［用法用量］口服，每次4片，每日2次。

［禁忌］儿童、孕妇、肝病及肾病患者禁用。

［注意事项］老年患者慎用。连续服用本品不得超过2周。

（3）鼻通滴鼻剂

［成分］苍耳子（炒）、辛夷、白芷、鹅不食草、薄荷、黄芩、甘草。辅料为

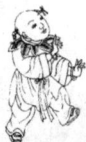

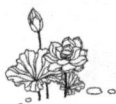

聚山梨酯、甘油、氯化钠，无水亚硫酸钠。

［性状］本品为红棕色澄明液体；气芳香。

［功能主治］清风热，通鼻窍。用于外感风热或风寒化热，鼻塞流涕，头痛流泪，慢性鼻炎。

［用法用量］外用滴鼻。每次 2 ～ 3 滴，每日 3 ～ 4 次。

［不良反应］鼻腔干燥。

［注意事项］本品仅供滴鼻用，禁止内服；勿接触眼睛，鼻黏膜损伤者慎用；不宜在用药期间同时服用温补性中药。

（4）藿胆丸

［成分］广藿香叶、猪胆粉。

［功能主治］芳香化浊，清热通窍。用于湿浊内蕴、胆经郁火所致的鼻塞、流清涕或浊涕、前额头痛。

［用法用量］口服，每次 3 ～ 6 克，每日 2 次。

［注意事项］不宜在服药期间同时服用滋补性中药。

（5）苍耳子鼻炎胶囊

［成分］苍耳子浸膏粉、石膏浸膏粉、白芷浸膏粉、冰片、辛夷花挥发油、薄荷脑、辛夷花浸膏粉、黄芩浸膏粉。

［性状］本品为胶囊剂，内容物为深褐色的粉末；气香，味辛、凉。

［功能主治］疏风，清肺热，通鼻窍，止头痛。用于风热型鼻疾，包括急、慢性鼻炎，鼻窦炎，过敏性鼻炎。

［用法用量］口服，每次 2 粒，每日 3 次。

［注意事项］宜饭后服用，胃肠虚寒者慎用。

（二）外治法

1. 理疗　微波治疗。微波热凝使鼻黏膜产生蛋白凝固膜，降低鼻黏膜敏感部位的敏感性，对外界刺激产生屏障作用；微波能分解、灭活神经肽，降低神经兴奋性；微波直接作用于鼻腔局部的高敏区，使扩张的血管收缩，血管通透性降低，减轻黏膜水肿，改善鼻腔通气功能。另外，微波与激光、电刀的热凝作用相比具有更多优点，微波的组织热凝属内生热型，可内外同热，同一组织的损伤一致，不扩散周围，边界清楚，安全性好，不易产生副损伤。微波治疗时其治疗探

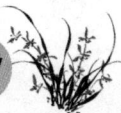

头进入鼻腔紧贴靶组织后才启动开关，操作准确性高，与激光治疗相比，大大降低了误伤的可能性。

[仪器] 微波多功能治疗仪。

[方法] 先以 1% 丁卡因麻黄碱棉片行双鼻腔黏膜表面麻醉，采用 GZY-1 型微波多功能治疗仪进行治疗，设定输出功率为 30 ～ 40W，治疗时间为 3 ～ 5 秒，于鼻内镜直视下分别行下鼻甲前端，中鼻甲前端及鼻丘黏膜热凝，当治疗区黏膜呈乳白色改变即可，术后口服抗生素并予呋麻滴鼻液滴鼻。

[主治] 血管运动性鼻炎 [刘勃，高爱民. 鼻内镜下微波治疗血管运动性鼻炎疗效分析. 临床医药实践，2012，21（9）：658-660]

2. 拔罐疗法

[选穴] 背俞穴及背部督脉穴。

[主治] 适用于血管性运动性鼻炎。

[操作方法] 走罐，分段至皮肤潮红或丹痧，可配合印堂、鼻通、迎香针刺，中强刺激不留针。每日或隔日治疗 1 次，直至症状消失。

3. 刮痧疗法

[选穴] 印堂、迎香、合谷、列缺、风池。

[操作] 先行局部皮肤清洁，用刮痧板蘸取润滑剂实施自上而下刮擦，以皮肤潮红、皮下有感点为度，以泻为宜。

[方义] 印堂、迎香位于鼻腔局部，宣通鼻窍，合谷是手阳明经原穴善治头面疾病。列缺为手太阴经的腧穴，可以宣肺解表。风池穴为足少阳阳维之会，擅长祛风。

[主治] 属于风寒外袭的急性鼻炎、变应性鼻炎、血管运动性鼻炎。

4. 针刺疗法

（1）处方 1

[选穴] 风池、肺俞、迎香穴。

[操作方法] 以毫针施平补平泻法，留针 20 分钟。隔天 1 次，8 次为 1 个疗程。

[主治] 血管运动性鼻炎。

（2）处方 2

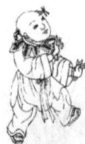

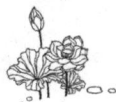

［选穴］风池、迎香、鼻通、印堂、合谷。

［操作方法］取坐位，常规消毒，先针刺患者双侧风池，以针感向颜面方向扩散为宜，每5分钟行针1次，留针15分钟起针。然后再针迎香、鼻通、印堂、合谷。留针30分钟，适时行针，起针。

［主治］血管运动性鼻炎。

5.鼻通穴刺络疗法 鼻通穴属经外奇穴，其定位在鼻外侧部，鼻背鼻桥与鼻背软骨交界处外侧0.5寸凹陷中，当鼻桥下端与鼻骨外角之间、鼻外侧软骨中部。其深部有筛前动、静脉和蝶腭动、静脉的分支，布有筛前神经的鼻内支、腭神经的鼻后下神经的神经纤维，伴行有丰富的副交感神经纤维，对鼻黏膜血管的舒缩起调节作用。鼻通穴深刺放血能有效地刺激筛前神经和腭神经及相伴的副交感神经纤维，继发性地降低筛前神经、腭神经和鼻黏膜副交感神经的兴奋性，进而调整鼻黏膜血管的舒缩功能，对血管运动性鼻炎起治疗作用。

［选穴］两侧鼻通穴。

［操作方法］两侧鼻通穴常规消毒后，以30号1.5寸不锈钢毫针直刺入0.5寸左右，稍作捻转后起针，让患者擤涕取血。1周2次，4次为1个疗程。

［主治］血管运动性鼻炎。

6.针刺蝶腭神经节治疗 蝶腭神经节位于翼腭窝的上部，内含三叉神经的感觉支及翼管神经。翼管神经是支配鼻部的自主神经，它们是作用于鼻黏膜的感觉、血管舒缩、腺体分泌的主要神经来源，也是鼻黏膜感觉副交感神经反射通道。

血管运动性鼻炎是自主神经功能紊乱性疾病，表现为副交感神经兴奋性增加，鼻感觉神经处于高敏状态，鼻黏膜对某些刺激因素过度反应，因此，刺激蝶腭神经节，调节鼻部自主神经的兴奋性，可达到治疗该病的目的。

［部位］蝶腭神经节。

［方法］进针部位在颧弓下、下颌骨的冠突及髁突间，针灸进入5厘米，进针方向向前向内，双侧进针，用疏密波刺激（G6805-2A治疗仪），刺激强度以面部肌肉轻微抽搐为度，刺激20分钟，每2次1个疗程，间隔3天。

［主治］血管运功性鼻炎［陈新野，李奇，邓可斌.针刺蝶腭神经节治疗血管运动性鼻炎的疗效观察.临床耳鼻咽喉科杂志，2002，16（5）：243］。

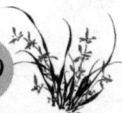

7.鼻腔冲洗疗法　鼻腔冲洗是治疗鼻腔鼻窦疾病的重要手段，该方法安全、有效、价廉、易操作，虽然其治疗机制尚不明确，但至少是通过促进鼻黏膜纤毛摆动、降低鼻腔局部炎症介质的浓度和清理鼻黏膜表面刺激物、变应原以及减轻鼻黏膜水肿等机制而发挥其治疗作用。

［药物］3% 高渗盐水。

［配方］按 0.9% 生理盐水 500 毫升加入食盐 10.55 克的剂量进行配制。

［操作方法］将 3% 高渗盐水加热至 40℃左右，每日晨起和晚睡前各一次冲洗，方法是让患者头偏向一侧，用 60 毫升注射器以适当压力注入靠上侧鼻腔，冲洗液经靠下侧鼻腔排出，剂量为每侧 100 毫升。治疗 3 个月。

［主治］血管运动性鼻炎［王洪田. 血管运动性鼻炎的诊断与治疗. 中国医学文摘耳鼻咽喉科学，2009，24（4）：275-277］。

（三）生活起居

1.起居　血管运动性鼻炎患者在平时起居中，应多关注天气变化，注意防寒保暖，要保持心情愉快，此外结合适当的户外锻炼，增强身体的抵抗力。

2.饮食　血管运动性鼻炎患者饮食上多食用易消化、具有活血利尿的食物，饮食要干净，对过敏的食物平时多加留意。

3.运动（活动）　运动方面，血管运动性鼻炎患者多坚持简单、适合自己的户外运动，比如慢跑、饭后散步，也可以在室内多做静心运动，如太极拳、瑜伽锻炼。或者做按摩鼻部穴位等。

（四）服药及饮食禁忌

服药或者治疗期间，患者饮食上应忌辛辣、油腻、煎炸食物；对有些过敏的食物禁食。

七、西药治疗

由于本病诱发因素多，发病机制错综复杂，治疗中应采取综合措施。

1.避免或去除诱发因素　改善工作条件和环境，掌握生活节奏，稳定情绪，不要过度疲劳与紧张。对患者实施必要的心理治疗或暗示性语言，有时也会收到明显效果。由内分泌因素引起者，应视情况请内分泌科医师协助治疗。

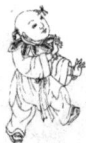

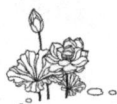

2. **药物治疗**　应视病情变化，适时选择药物。

（1）鼻减充血药：对以鼻塞为主要症状者可选用。但在应用时要注意药物性鼻炎的发生。可采取间断性或交替性给药。三磷酸腺苷钠（ATP）每次 40 毫克，每日 3 次，对缓解鼻塞有显著疗效。最近有人证实 ATP 可能为另一种拟交感药。

（2）抗组胺药：不少非免疫性因素可引起肥大细胞释放组胺，故抗组胺药对不少病例仍有较好疗效，对鼻痒和喷嚏症状明显者，可首先选用。

（3）抗胆碱药：适用于以鼻溢为主要症状的患者。溴化异丙托品气雾剂，每鼻孔 80 微克，每日 4 次，可有效地控制鼻溢。

（4）肾上腺皮质激素：皮质激素在细胞内外各水平上发挥非特异性抗炎作用，故对血管运动性鼻炎的一些喷嚏症状明显、水样鼻涕较多且鼻黏膜水肿明显的病例，有显著疗效。

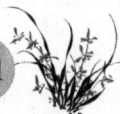

第8章

鼻—鼻窦炎

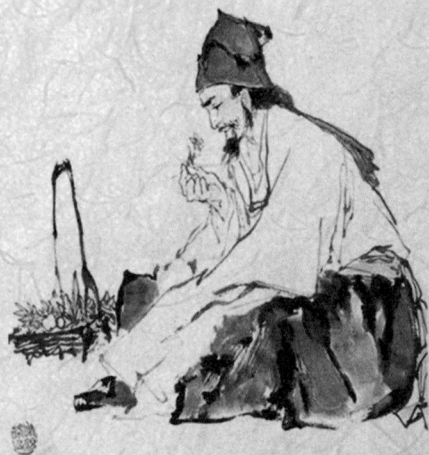

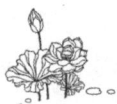

一、可怕的急性化脓性鼻炎

蒋先生 1 周前感冒后出现右侧头痛，以颌面部明显，伴有大量脓性鼻涕，鼻涕难以擤尽，右侧鼻塞呈持续性。自服"感冒通"3 天，症状无明显好转，因此来县中医院就诊。医生查体可见：体温 37.6℃，右侧鼻黏膜肿胀、充血，鼻腔内大量脓液性分泌物，麻黄碱收缩鼻腔后，用吸引器吸出鼻腔脓液，见右侧中鼻道仍有脓液，中鼻道充血狭窄，鼻中隔高位右偏，右侧颌面部红肿压痛，左侧鼻腔无明显充血，无脓涕。医生确诊蒋先生为"急性化脓性上颌窦炎（右）"。此病属于"鼻–鼻窦炎"的一种类型。

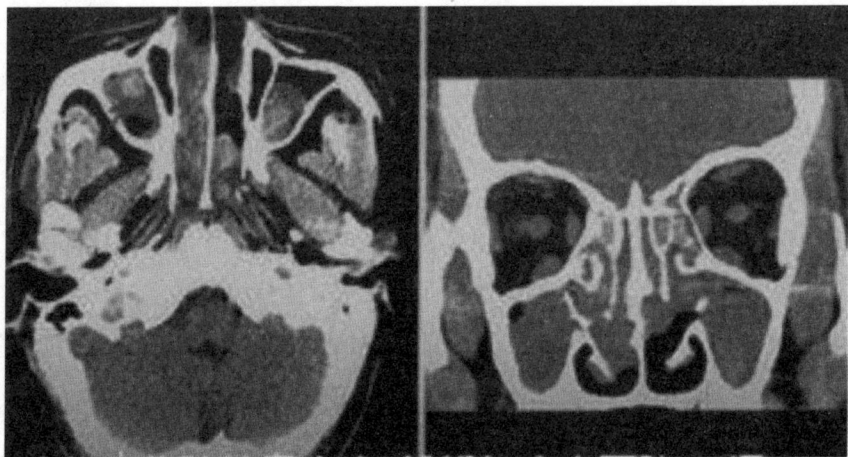

急性化脓性鼻窦炎的 CT 成像

二、什么是鼻–鼻窦炎

鼻–鼻窦炎是指鼻腔和鼻窦黏膜的非特异性炎症，为一种鼻科常见多发病。所谓鼻炎其实就是指鼻腔黏膜的炎症，鼻窦炎就是指鼻窦黏膜的炎症。鼻–鼻窦炎最常见的致病原因为鼻腔感染后继发鼻窦化脓性炎症。故表现为鼻腔和鼻窦黏膜都有炎症，临床症状为鼻塞、脓涕。

可分为急性鼻–鼻窦炎与慢性鼻–鼻窦炎。由于鼻腔和鼻窦黏膜相毗邻和相延续，鼻窦炎不仅继发于鼻炎，而且常常伴有鼻炎。针对鼻炎和鼻窦炎往往同时存在，互为影响的关系，越来越多的国内、外专家认为鼻–鼻窦炎比鼻窦炎的提法更为确切。虽然，鼻炎、鼻窦炎和鼻–鼻窦炎之间只有一字之差，但却蕴含

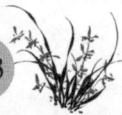

了人们对此类疾病诊断与治疗理念的巨大转变。中医称本病为"鼻渊"，分虚证、实证。实证分肝胆火盛和脾热湿盛型，相当于急性鼻窦炎。虚证多属肺脾两虚。

三、诊断要点及鉴别诊断

1. 鼻－鼻窦炎的诊断要点

（1）急性鼻－鼻窦炎：急性鼻－鼻窦炎常继发于上感或急性鼻炎，晨起头痛是典型表现，还包括鼻塞、流脓涕、暂时性的嗅觉障碍、畏寒、发热、食欲缺乏、便秘、周身不适等。小儿可发生呕吐、腹泻、咳嗽等症状。急性症状还因鼻窦不同而有差异

①晨起感前额痛，渐渐加重，午后减轻，至晚间全部消失，这可能是额窦炎。

②前额部痛，晨起轻，午后重。还可能有面颊部胀痛或上列磨牙疼痛，多是上颌窦炎。

③眼球深处疼痛，可放射到头顶部，还出现早晨轻、午后重的枕部头痛，还可能是蝶窦炎。多可出现一侧持续性、偶可发生双侧持续性鼻塞。

④头痛较轻，局限于内眦或鼻根部，也可能放射至头顶部，多为筛窦炎引起。

（2）慢性鼻－鼻窦炎：慢性鼻－鼻窦炎病程长，无全身症状。主要表现为鼻塞，脓涕，黏性鼻涕，伴有嗅觉减退或丧失，头而部胀痛。

①脓涕多：鼻涕多为脓性或黏脓性，黄色或黄绿色，量多少不定，多流向咽喉部。

②鼻塞：轻重不等，多因鼻黏膜充血肿胀和分泌物增多所致，鼻塞常可致暂时性的嗅觉障碍，伴有鼻息肉时鼻腔可完全阻塞。

③头痛：常表现为钝痛或头部沉重感，白天重，夜间轻。休息、滴鼻药、蒸汽吸入或鼻腔通气引流后头痛可减轻。

④其他：由于脓液流入咽部和长期用口呼吸，常伴有慢性咽炎症状，如痰多、异物感或咽喉疼痛等。

临床检查：鼻镜检查见中鼻道及嗅裂有脓性分泌物积聚，中鼻道黏膜充血、水肿或有鼻息肉样变。影像学检查鼻窦 CT 可见病理改变，如鼻道或鼻窦黏膜的

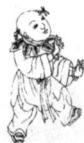

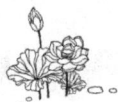

炎性水肿或息肉样和囊这样病变。

2. 与鼻－鼻窦炎的鉴别诊断

（1）与慢性鼻炎鉴别：慢性鼻炎流鼻涕不呈绿脓性，亦无臭味，故观察鼻涕的性质是鉴别关键；拍摄 X 线片检查鉴别可准确无误，慢性鼻炎病变局限于鼻腔，而慢性鼻窦炎则鼻窦内可见有炎性病变。

（2）与神经性头痛鉴别：有些患神经性头痛的病人可长年头痛，反复发作，往往误认为有鼻窦炎，但这种病人基本没有鼻部症状，故从临床表现及拍 X 线片即可加以鉴别。

四、中西医病因病理

1. 西医认识

（1）病因：鼻－鼻窦炎病因有受寒受湿、过度疲劳、营养不良等全身因素及鼻腔疾病引起窦口鼻道复合体阻塞、邻近器官感染、鼻窦创伤、气压损伤等局部因素。

①全身抵抗力降低：如过度疲劳，受凉受湿，营养不良，维生素缺乏，以及生活环境不良所致。

②变态反应体质：全身性疾病如贫血，内分泌功能不足（如甲状腺，脑垂体和性腺等功能减退），急性传染病如流感、麻疹、猩红热、白喉等均可诱致本病发生。

③鼻腔的一些疾病：如鼻中隔偏曲，中鼻甲肥大，鼻息肉，变态反应性鼻炎，鼻腔异物或鼻腔肿瘤，也可引起鼻窦炎。

④邻近病灶：如扁桃体炎或腺样体肥大，上颌第 2 双尖牙及第 1、第 2 磨牙根部的感染，拔牙时损伤上颌窦壁或龋齿残根坠入上颌窦内等也可导致鼻窦炎。

⑤其他：如鼻窦外伤骨折；游泳时跳水姿势不当（如取立式跳水），或潜水与游泳后擤鼻不当，污水进入鼻窦内；鼻腔内填塞物置留时间过久；高空飞行迅速下降，窦腔与外界形成相对的负压，将鼻腔分泌物吸入鼻窦等也能造成发病。

（2）病理：急性鼻－鼻窦炎时，鼻和鼻窦黏膜充血水肿，黏膜上皮尚完整。发展为急性化脓性鼻－鼻窦炎时，鼻和鼻窦黏膜固有膜层内除有大量嗜中性粒细

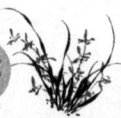

胞浸润外，尚有黏膜上皮细胞坏死脱落。慢性鼻－鼻窦炎时黏膜增厚，固有膜水肿，血管壁增厚，管腔狭窄甚至闭塞，间质内有较多圆形细胞浸润。急性化脓性鼻－鼻窦炎转入慢性期后，部分黏膜被破坏，常伴有鳞状上皮化生和肉芽组织形成，固有膜明显增厚，其内有大量淋巴细胞、浆细胞浸润。局部可有息肉形成。鼻－鼻窦炎性病变严重时，可扩散并侵犯邻近组织引起相应组织病理学变化，诱发骨髓炎、眼眶蜂窝织炎、软脑膜炎和脑脓肿等，甚至导致败血症。

2. 中医认识　鼻窦炎属祖国医学中鼻渊范畴。《素问·气厥论》曰："胆移热于脑，则辛頞鼻渊、鼻渊者，浊涕下不止也。"《丹溪手镜》《本草纲目》《景岳全书》等书对鼻渊的病因病机做了论述。对本病的病证论述为脑漏、脑渗、脑崩、脑泻等颇多；但现代中医认为脑漏应为脑脊液鼻漏，以上有关脑渗、脑崩等病名，也应停止使用。早期医家多从胆热论证，明清以后则认为外感风、火、寒，内伤肺脾等致病并认为本病多为热证，久病转为虚证。

（1）肺经风热：风热邪毒，袭表犯肺；或风寒侵袭、郁而化热、风热壅遏肺经、肺失清肃，致使邪毒循经上犯，结滞鼻窍，灼伤鼻窦肌膜而为病。风邪束肺，肿气不宣，故鼻塞少气；卫气失于宣达，故见发热，怕风。风热上扰而致头痛，咽痛，咽干；热邪熏灼鼻窍窦孔，腐化肌膜，故出黄脓涕；肺气不清，故咳嗽有痰. 苔薄黄，脉浮数，是风热在表之候。

（2）胆腑郁热：胆为刚脏，内寄相火，其气通脑。若情志不畅，喜怒失节，胆失疏泄，气郁化火，循经上犯，移热于脑或邪热犯胆，胆经热盛，上蒸于脑，伤及鼻窦，燔灼肌膜，热炼津液而为涕，迫津下渗发为本病。胆经郁热上移鼻窍，故鼻黏膜红肿，阻塞清澈，清阳不升而鼻塞，头闷痛，口苦咽干，眼花耳鸣。热腐肌膜故生脓色黄；风湿夹杂故脓臭，缠绵不体。肺气不和，鼻窍受阻，故嗅觉减退，听力下降；至于寐少梦多，神疲性躁，舌质红，苔黄，脉弦数等均为胆经热盛之征。

（3）脾胃湿热：素嗜酒醴肥甘之物，脾胃湿热内生。运化失常，清气不升，浊阴不降，湿热邪毒循经上犯，停聚窦内，灼损窦内肌膜所致。脾胃湿热，循经上蒸鼻窍，故鼻涕黄浊量多，湿热滞鼻，壅阻脉络，湿胜则肿，热盛则红，故鼻黏膜红肿甚，鼻塞重而持续，湿热上蒸，蒙蔽清窍，则头晕闷重，或局部压痛、叩痛等，湿热蕴结脾胃，受纳运化失职，则胸脘痞闷、倦怠乏力、食少纳呆，小

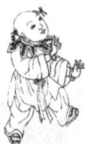

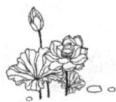

便黄赤、舌红、苔黄腻、脉滑数为湿热之证。

（4）肺气虚寒：久病体弱，或病后失养，致肺脏虚损，肺卫不固，易为邪犯，正虚托邪无力，邪滞鼻窍而为病。肺气虚弱，无力托邪，邪滞鼻窍，则鼻塞、涕多、鼻甲肿大、嗅觉减退；肺卫不固，腠理疏松，故自汗、畏寒，稍遇风冷则鼻塞加重、鼻涕增多、喷嚏时作；肺气虚肃降失常，则咳嗽痰多；肺气不足，则气短乏力、语声低微、头晕、面色苍白，舌质淡、苔薄白，脉弱无力亦为气虚之象。

（5）脾气虚弱：久病失养，或疲劳思虑过度，损及脾胃，致脾胃虚弱，运化失健，气血精微生化不足，鼻窍失养，加之脾虚不能升清降浊，湿浊内生，内聚鼻窍而为病。脾气虚弱，健运失职，湿浊上犯，停聚鼻窍，则鼻塞、涕多、嗅觉减退。鼻甲肿大，脾虚湿困，升降失常，则食少纳呆、脘腹胀满、便溏、头晕重或头胀，面色萎黄、舌质淡、苔薄白、脉弱无力均为气虚弱之象。

五、治疗原则

1. 西医　急性鼻-鼻窦炎主要以抗生素治疗为主，病因治疗，控制病情发展；慢性鼻-鼻窦炎以局部治疗结合长期药物治疗。

2. 中医　肺经风热，治以疏风清热，宣肺通窍；胆腑郁热，治以清泻胆热，利湿通窍；脾胃湿热，治以清热利湿，化浊通窍；肺气虚寒，治以温补肺脏，散寒通窍；脾气虚弱，治以健脾利湿，益气通窍。

六、中医特色疗法

（一）内治法

1. 经典古方

（1）龙胆泻肝汤

［来源］《医方集解》引《太平惠民和剂局方》。

［组成］龙胆草6克，黄芩9克，山栀子9克，泽泻12克，木通9克，车前子9克，当归8克，生地黄20克，柴胡10克，生甘草6克。

［用法］作水剂煎服，根据病情轻重决定用药剂量。也可制成丸剂，每服6～9克，每日2次，温开水送下。

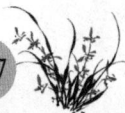

［功用］泻肝胆实火，清下焦湿热。

［主治］鼻窦炎（胆腑郁热）。

［方解］本方治证，是由肝胆实火，肝经湿热循经上扰下注所致。上扰则头巅耳目作痛，或听力失聪；旁及两胁则为痛且口苦；下注则循足厥阴肝经所络阴器而为肿痛、阴痒。湿热下注膀胱则为淋证等症。故方用龙胆草大苦大寒，上泻肝胆实火，下清下焦湿热，为本方泻火除湿两擅其功的君药。黄芩、栀子具有苦寒泻火之功，在本方配伍龙胆草，为臣药。泽泻、木通、车前子清热利湿，使湿热从水道排出。肝主藏血，肝经有热，本易耗伤阴血，加用苦寒燥湿，再耗其阴，故用生地黄、当归滋阴养血，以使标本兼顾。方用柴胡，是为引诸药入肝胆而设，甘草有调和诸药之效。综观全方，是泻中有补，利中有滋，以使火降热清，湿浊分清，循经所发诸证乃克相应而愈。

（2）甘露消毒丹，别名普济解毒丹

［来源］《温热经纬》卷五。

［组成］飞滑石十五两，绵茵陈十一两，淡黄芩十两，石菖蒲六两，川贝母五两，木通五两，藿香四两，射干四两，连翘四两，薄荷四两，白豆蔻四两。

［用法］原方上药生晒研末，每服三钱，开水调下，或神曲糊丸，如弹子大，开水化服亦可。

［功用］清热解毒，利湿化浊。

［主治］鼻窦炎（脾胃湿热）。

［方解］方中重用滑石、茵陈，配木通，以清热利湿；黄芩、连翘合贝母、射干以清热解毒，利咽散结；石菖蒲、白豆蔻、藿香、薄荷芳香化湿浊，宣畅气机。共成清热利湿，化浊解毒之功。

（3）参苓白术散

［来源］《宋·太平惠民和剂局方》载："参苓白术散治脾胃虚弱，饮食不进，多困少力，中满痞噎，心悸气喘，呕吐泄泻及伤　中和不热，久服养气育神，醒脾悦色，顺正辟邪。"

［组成］人参100克，茯苓100克，白术（炒）100克，山药100克，白扁豆（炒）75克，莲子50克，薏苡仁（炒）50克，砂仁50克，桔梗50克，甘草100克。

［用法］上10味，粉碎成细粉，过筛，混匀，即得。口服，每次6～9克，

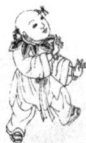

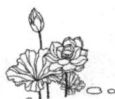

每日 2～3 次。

［功用］补脾胃，益肺气。

［主治］鼻窦炎（脾气虚弱）。

［方解］

（1）《医方考》：脾胃喜甘而恶秽，喜燥而恶湿，喜利而恶滞。是方也，人参、白扁豆、甘草，味之甘者也；白术、茯苓、山药、莲子、薏苡仁，甘而微燥者也；砂仁辛香而燥，可以开胃醒脾；桔梗甘而微苦，甘则性缓，故为诸药之舟楫，苦则喜降，则能通天气于地道矣。

（2）《冯氏锦囊·杂症》：脾胃属土，土为万物之母。东垣曰：脾胃虚则百病生，调理中州，其首务也。脾悦甘，故用人参、甘草、薏苡仁；土喜燥，故用白术、茯苓；脾喜香，故用砂仁；心生脾，故用莲子益心；土恶水，故用山药治肾；桔梗入肺，能升能降。所以通天气于地道，而无痞塞之忧也。

2. 名家名方

（1）谢强：升阳祛霾利窍饮

［组成］升麻 6 克，葛根 12 克，炙黄芪 15 克，熟附子 6 克，肉桂 3 克，菟丝子 9 克，白芷 6 克，石菖蒲 3 克。

［用法］每日 1 剂，水煎分 2 次服。慎进生冷、鱼腥食物。

［加减］鼻窒塞日久，香臭难闻者，加桂枝、白芍、杏仁、田七；鼻渊浊涕多、头晕者，加干地龙、覆盆子、川芎；鼻鼽喷嚏频作、清涕长流者，加覆盆子、金樱子、五味子；诸病阳虚甚、手足难温、大便不成条者，加补骨脂、紫河车、红参。

［功能］益气升阳，祛霾利窍。

［主治］用于鼻窒、鼻渊、鼻鼽属脾肾阳虚、阴霾蒙蔽清窍之虚性病证者。

［方解］升阳祛霾利窍饮是江西中医学院教授谢强的经验方，五官慢性虚性疾病，多为浊邪阴霾蒙蔽清窍，邪害空窍所致；治疗应以升阳祛霾、久塞其空为法则。本方君用升麻、葛根、炙黄芪，升阳益气，鼓舞阳气、升清降浊、温煦清窍，正所谓"离照当空，群邪始得垂散"。臣用熟附子、菟丝子、肉桂，助阳益气，助君药温阳化浊、煦养清窍，正所谓"益火之源，以消阴翳"。佐用白芷、石菖蒲，辛香散浊、祛霾开窍。使以石菖蒲为药引，芳香走窍，引众药达窍，升

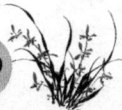

阳祛霾、开利清窍。众药相伍，共奏益气升阳、祛霾利窍之效，正所谓"久塞其空，谓之良工"。及"红日当空，阴霾自散"。

（2）陈小宁：益气升清方

［组成］黄芪 10 克，防风 10 克，白术 10 克，白芍 10 克，桂枝 6 克，辛夷 10 克，白芷 6 克，川芎 10 克，细辛 3 克，太子参 10 克，甘草 3 克。

［用法］水煎服，每日 1 剂。

［加减］若兼有热象，可加黄芩以清热解表；若浊涕较多，可加鱼腥草、苍耳子排脓止痛。

［主治］气虚型鼻渊。

［方解］益气升清方是南京中医药大学教授、博士研究生导师陈小宁的经验方。益气升清方方中以黄芪、白术、防风三药益气固卫，白芍益气止痛，桂枝温通开窍，辛夷、白芷、川芎、细辛合宣通鼻窍止痛之功，太子参助黄芪、白术补益，甘草调和诸药。

3. 秘验单偏方

（1）茶柏嗅散：上等龙井茶 30 克，川黄柏 6 克，共研细末，以少许药粉嗅入鼻内，每日多次。此方具有清热泻火、解毒排脓之功效，主治鼻窦炎、鼻塞伴脓性分泌物、自觉鼻臭等症。

（2）儿茶散：孩儿茶适量，研为细末，吹鼻，每日 3 次。此方具有清热化痰、消肿排脓之功效，主治鼻窦炎流脓者。

（3）葫芦酒：苦葫芦子 30 克，将上药捣碎并置于净瓶中，以 150 毫升酒浸之，1 周后开封，去渣备用。用时取少许滴入鼻中，每日 4 次。葫芦酒可通窍，主治鼻塞、眼目昏痛等。苦瓠瓜含植物毒素——碱糖苷毒素，且毒素加热后也不易被破坏，误食后可引起食物中毒，需谨慎使用。

（4）大蓟根：鲜大蓟根 60 克，鸡蛋 3 枚，加水同煮至蛋熟后，服汤吃蛋。每日 1 次，连服 1 周。本方具有润肺解毒、育阴止血之功效，主治由肺经伏火引起的鼻窦炎、鼻出血等。

（5）老干丝瓜末：老干丝瓜两条，烧灰研末保存。每次 15 克，每日早晨用开水送服。此方可化瘀、解毒，主治鼻窦炎、副鼻窦炎流臭鼻涕者。

（6）辛夷煲鸡蛋：辛夷 15 克，鸡蛋两枚。辛夷、鸡蛋加水适量同煮，蛋熟

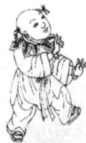

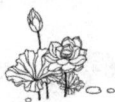

后去壳再煮片刻即可，饮汤吃蛋。辛夷煲鸡蛋可解毒、消炎，主治慢性鼻窦炎及各类型鼻炎。

（7）茶柏嗅散：上等龙井茶30克，川黄柏6克，共研细末，以少许药粉嗅入鼻内，每日多次。具有清热泻火、解毒排脓之功效。主治鼻窦炎、鼻塞伴脓性分泌物自觉鼻臭等症。

（8）丝瓜藤：找老丝瓜藤数米，晒干，切成细段，再放在瓦上焙至半焦（千万别糊了），然后在面板上，研成碎面，装入瓶中备用。使用时，把鼻腔中的鼻涕清干净，用干净棉球擦一遍鼻腔，再用细塑料管（如喝酸奶用的小管就行），让家人帮助把丝瓜藤粉吹入鼻腔，再用干棉球塞住鼻孔。此法最好在晚上临睡前应用。连续数日可治愈。适用于治鼻窦炎。

（9）槐花蜜：仰头，用棉签蘸取蜂蜜，顺着鼻孔滴进去，可多滴几滴，然后用手指轻轻按揉鼻子两侧。过一会儿，鼻子就通气了。每天可滴2～3次，4～5天就可痊愈了。适用于鼻窦炎。

（10）鲜大蓟根50克，鲜芙蓉花叶5克，路路通（风球子）20克，鸡蛋2枚。加水共煮，蛋熟后去壳再煮5分钟，分2次食蛋饮汤，每日1剂，连服5～7剂。

（11）辛夷花、金银花、菊花、玫瑰花各10克，绿梅花6克。开水冲泡，浸闷10分钟，代茶频饮（或煎服），每日1剂。据报道，应用本方治疗鼻炎（急、慢性鼻窦炎，肥厚性鼻炎，过敏性鼻炎，萎缩性鼻炎）每收良效。

（12）龙胆草8克，黄芩15克，柴胡10克，菊花12克，栀子10克。水煎2次。混合后分上、下午服，每日1剂。适用于胆火郁热型急、慢性鼻窦炎。

（13）辛夷6克，丝瓜根15克，藿香6克。水煎2次，混合后分上、下午服，每日1剂。适用于湿热型急、慢性鼻窦炎。

（14）藿香300克，谷精草30克，辛夷15克，猪胆10个（取汁）。先将前3味晒干研成细末，再加猪胆汁拌匀，烘半干，炼蜜为丸。每次服9克，每日2次，温开水送服。适用于湿热型急、慢性鼻窦炎。据报道，应用本方治疗慢性鼻窦炎23例，一般服完以上药量即可治愈。

4. 中成药

（1）利鼻片

［成分］蒲公英、黄芩、薄荷、白芷、苍耳子、辛夷、细辛。

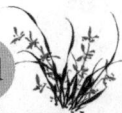

[性状]本品为糖衣片,除去糖衣后显棕褐色;味苦、微辛。

[功能主治]清热解毒,祛风开窍。用于鼻渊、鼻塞流涕。

[用法用量]口服,每次 4 片,每日 2 次。

[禁忌]儿童、孕妇、肝病及肾病患者禁用。

[注意事项]老年患者慎用。连续服用本品不得超过 2 周。

(2)鼻炎灵片

[成分]苍耳子(炒黄)、辛夷、白芷、细辛、黄芩、川贝母。

[性状]本品为糖衣,除去糖衣后显灰褐色;气香,味辛。

[功能主治]透窍消肿,祛风退热。用于慢性鼻窦炎、鼻炎及鼻塞头痛,浊涕臭气,嗅觉失灵等。

[用法用量]饭后温开水送服,每次 2～4 片,每日 3 次,2 周为 1 个疗程。

[注意事项]服药期间,忌辛辣物。

(3)辛芳鼻炎胶囊

[成分]辛夷、白芷、黄芩、柴胡、川芎、桔梗、薄荷、菊花、荆芥、穗枳壳(炒)、防风、细辛、蔓荆子(炒)、龙胆、水牛角缩粉。

[功能主治]发表散风,清热解毒,宣肺通窍,对于鼻炎、鼻窦炎伴有头痛患者优为适宜.也用于慢性鼻炎、鼻窦炎。

[用法用量]口服,每次 1 粒,每日 2～3 次。

[注意事项]孕妇慎用。凡慢性鼻炎属虚寒症者慎用。

(4)龙胆泻肝丸

[成分]龙胆、柴胡、黄芩、栀子、泽泻、木通、车前子、当归、地黄、炙甘草。

[用法用量]口服。每次 3～6 克,每日 2 次。

[功效]清肝胆,利湿热。用于肝胆湿热,头晕目赤,耳鸣耳聋,胁痛口苦,尿赤,湿热带下。鼻窦炎。

[注意事项]孕妇、年老体弱、大便溏软者慎用。

(二)外治法

1. 理疗

(1)直流电药物离子导入法:直流电药物离子导入法是直流电疗法的一种特

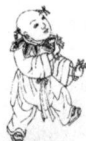

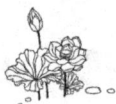

殊方式。用直流电将药物离子通过皮肤导入人体内进行疾病治疗的方法。

离子导入法具有以下优点：①药物经电离子导入病变区，浓度高，作用强，对浅层病变疗效更好；②具有药离子与电离子双重作用；③离子导入体内排出缓慢，在皮肤表层组织和黏膜下停留时间长，局部作用时间长；④方法简单，治疗无痛苦，无不良反应，儿童也易接受。

对于急性期的鼻窦炎患者，当脓性分泌物较多时，可以采用离子导入疗法。该疗法通过直流电将消炎抗菌类药物以离子形式导入到鼻腔，可以使得鼻腔局部组织的药物浓度较高，既能起到杀菌消炎的作用，还能减少药物的全身性不良反应。通常使用药物为清热解毒类中草药，将其制备为浓缩煎液，浸湿电极垫布，置放于鼻窦或外鼻部位皮肤表面，然后按常规操作程序联机通电即可。

（2）紫外线疗法：紫外线疗法是利用紫外线照射人体以治疗疾病的方法。紫外线也是不可见光线，医用波长为180～400纳米。其生物学作用主要是光化学效应，对人体细胞、体液、神经末梢均有影响。

紫外线照射能引起黏膜扩张，血液和淋巴循环加速，并对网状内皮系统有刺激作用，使白细胞吞噬功能增强，毛细血管的通透性增加，使炎症渗出物的吸收加快，故具有很强的消炎、止痛、脱敏、促进组织再生作用以及很强的杀菌功能。所以短波紫外线腔内双鼻治疗鼻炎疗效显著，并且操作简单，无痛苦，易被患者接受。

局部紫外线照射可以发挥杀菌效应，对大多数鼻窦炎都有效，尤其是应用于流黄色或黄绿色脓涕患者，其效更佳。全身紫外线照射则可以提高机体免疫力，对变应性鼻炎患者、长期反复出现感冒而诱发鼻窦炎和鼻炎的患者，都具有一定的疗效。其治疗程序根据病情而定，一般从红斑量开始，每天逐渐增加治疗时间，10～15天为1个疗程，需要注意，出现发热或有出血倾向的患者、白血病、红斑狼疮等患者不宜应用本疗法。

2.足部按摩疗法

[常规取穴]大脑、额窦、鼻、肺支气管、头颈淋巴结、输尿管、膀胱穴。

[配穴]额窦、鼻、胸部淋巴结、上身淋巴结。

[主治]鼻–鼻窦炎。

[操作]配穴中①额窦：在双脚五个足趾末端处，刚好在足趾甲下方。按摩

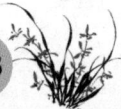

方向是由下往上按摩；②鼻：在双脚大足趾骨缘末端处。按摩的方法是扣住骨缘末端然后滑动按摩；③胸部淋巴腺：是淋巴腺总开关，位于双足足背蹬趾与第2趾之间凹陷处。按摩方向是由外侧往脚后跟方向推；④上身淋巴结：位于足背双足内侧，踝关节上方，用手触摸时有一凹陷的感觉。按摩时要从外侧往内侧方向推。按摩上身淋巴结对肚脐以上器官所有发炎现象均可达到消炎止痛效果。

3. **鼻窦冲洗疗法** 鼻窦冲洗是利用一定的压力使鼻冲洗液流入鼻腔、鼻窦，有稀释鼻腔内黏稠的分泌物促进其排出，软化结痂及消除黏膜肿胀和水肿，从而效舒缓鼻塞的作用。若冲洗后并保留药液在窦腔内，可发挥持续作用，称鼻窦灌洗。目前临床常见的鼻窦冲洗方法如下。

（1）中药冲洗：玉屏风散冲洗、生理盐水冲洗［张大铮，刘敏，等.中药冲洗治疗对慢性鼻窦炎鼻内镜术后术腔恢复效果的系统评价.中国循证医学杂志，2011，11（5）：576-590］。

（2）西药冲洗：窦炎合剂冲洗、鼻窦炎口服液冲洗。鼻窦炎术后患者行鼻窦冲洗。

4. **雾化疗法** 用雾化的装置将药物分散成微小的雾滴或微粒，使其悬浮于气体中，并吸入作用部位称为雾化吸入；药物煎煮时吸入药物蒸气者称蒸气吸入。二者均可将药物超微化加湿，直接作用于鼻腔鼻窦，能达到湿润鼻腔、抗菌消炎的目的。

（1）辛芷气雾剂

［配方］辛夷、白芷、薄荷、麻黄、苍耳子、金银花、鱼腥草、黄芩。

［方法］行鼻腔雾化吸入。

［主治］鼻窦炎［聂垣东，郝冉.辛芷气雾剂治疗鼻窦炎疗效观察.山西中医，2010，31（12）：1625-1626］。

（2）中药剂

［配方］菊花、薄荷、鱼腥草、辛夷。

［方法］将以上药物共同水煎后行鼻腔雾化吸入。

［主治］肺经风热型鼻渊者（杨丽.中药鼻腔雾化对肺经风热型鼻渊鼻黏膜纤毛传输功能作用的观察.北京：中国中医科学院，2010：25-330）。

5. **针刺疗法** 针刺疗法为通过针刺作用于人体特殊部位，达到预防或治疗

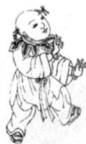

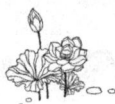

疾病的目的。针刺疗法可增强机体敏感性，提高经络传导能力。

［选穴］迎香、印堂、合谷、内关等穴位。

［主治］慢性鼻窦炎［吕丽. 针刺加神灯照射治疗慢性鼻窦炎60例疗效观察. 社区中医药，2012，14（10）：237］。

6. 穴位刺激疗法　通过针刺、艾灸、温熨、敷贴等方法作用于特定穴位，使受作用穴位产生一定效应的方法称穴位刺激疗法。

［选穴］迎香、阳白、风池、印堂、合谷穴。

［方法］用He-Ne激光照射迎香穴及阳白穴，针刺风池、印堂、合谷穴。

［主治］急慢性鼻窦炎［牛俊明，韩常青. He-Ne激光照射内迎香为主治疗急慢性鼻窦炎60例. 甘肃中医学院学报，2005，22（4）：28-37］。

7. 滴鼻、吹鼻法　滴鼻、吹鼻是指将药液或药粉滴入或吹入鼻腔，以达到治疗目的的方法。

［药物］辛夷、苍耳子、白芷等中草药。

［方法］采用水提醇的方法进行加工制成滴鼻剂。

［主治］鼻–鼻窦炎［马敏. 滴鼻灵的研制和临床应用. 山西医药杂志，2005，34（9）：715-717］。

（三）生活起居

1. 起居　在生活起居上，急性鼻–鼻窦炎患者发作时以休息和药物治疗为主，强调卧床休息；慢性鼻–鼻窦炎应加强相应的鼻炎运动疗法，多做户外运动，以增强机体免疫力、提高机体抗病能力。

2. 饮食　以下是常见有效的食疗方。

配方1：柏叶猪鼻汤

［食材］生侧柏叶15克，石斛6克，柴胡10克，猪鼻肉、蜂蜜各50克，30°米酒20毫升。

［制法］将猪鼻肉刮洗干净，与侧柏叶、石斛、柴胡共放入砂锅内，加清水500毫升，用文火炖煮60分钟，滤除药渣，冲入蜂蜜米酒，和匀饮之。

［用法］分2次饮用。2～4天为1个疗程，连服3～4个疗程。该药膳有扶正养阴、消炎通窍的功效，适用于慢性鼻窦炎流臭鼻涕等症。

配方2：猪肺汤

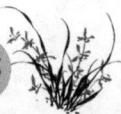

[食材] 猪肺 60 克，辛夷花 10 克，老君须 8 克，生姜 3 片。

[制法] 将猪肺洗净，辛夷花、老君须、生姜切细混匀，塞入猪肺管内，加水煮熟，弃药渣，吃肺喝汤。

[用法] 分 2 次食用。该药膳有散风通窍的功效，适用于鼻渊流涕、鼻塞及鼻炎等病症。

配方 3：辛夷煮鸡蛋

[食材] 辛夷花 10 克，鸡蛋 2 枚。

[制法] 将辛夷花入砂锅，加清水 2 碗，置火上，煎取 1 碗；鸡蛋煮熟去壳，刺小孔数个。将砂锅复置火上，倒入药汁煮沸，再放入鸡蛋同煮片刻，饮汤吃蛋。

[用法] 分 2 次服食。该药膳有疏风通窍的功效，适用于慢性鼻窦炎、流脓涕等症。

配方 4：菊花茉莉花茶

[食材] 菊花 10 克，茉莉 5 克。

[制法] 将菊花、茉莉花用沸水冲泡，或用此两味药煎沸时蒸汽出后熏鼻窍。

[用法] 饮用，或熏鼻。本方具有芳香通窍的功效。适用鼻渊鼻塞明显者。

3. 运动（活动）　对于急性鼻－鼻窦炎发作时，患者常感到焦躁不安，采用静坐方法可以舒缓病人的情绪，使中枢神经系统进入一种舒缓状态，使机体获得休息和修复。

慢性鼻－鼻窦炎患者平时应加强户外运动锻炼，如跑步、爬山等，结合做相应的鼻炎运动疗法（按摩相关穴位，如迎香穴），运动要求适度、循序渐进原则。

开始运动锻炼时，运动强度宜小，再逐渐增加运动量。在开始到达"有点累"的运动强度后，保持在此水平。从而增加血液循环、降低鼻腔气道阻力，提高鼻炎患者鼻道、鼻窦、肺部等器官的调控能力。

（四）服药及饮食禁忌

第一，鼻窦炎患者一定要遵医嘱用药；第二，麻黄碱收缩血管，暂时减轻充血使鼻腔通畅，但因其还有后扩张作用，不久鼻塞又重复出现，鉴于这种不良反应，麻黄碱不可多用，更不适合于婴幼儿；第三，饮食宜多食新鲜水果和蔬菜以摄取维生素 C 和生物类黄酮，多食贝类和坚果以摄取锌，多食全谷类和豆类以摄

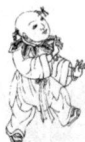

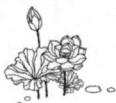

取维生素 B，多食葵花子、种子油以摄取维生素 E，多食具减充血作用的草药和调味品，例如接骨木花、麝香草和大蒜、洋葱；第四，饮食习惯上，禁烟限酒，忌食辛辣食品。保持大便通畅，排泄体内毒素。

七、西药治疗

1. 急性鼻-鼻窦炎　①抗生素或磺胺类药物：足量，以控制感染，防止其转为慢性。② 1% 麻黄碱生理盐水：滴鼻，每次 1～2 滴，每日 2 次。③镇静止痛药：用于头痛剧烈者。

2. 慢性鼻-鼻窦炎　以局部治疗为主，可选用血管收缩药滴鼻，常用 1% 麻黄碱生理盐水、滴鼻净等。可在滴鼻液中加入地塞米松、倍他米松等。应注意滴鼻净不宜长期使用，以免发生药物性鼻炎。

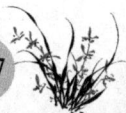

第 9 章

干酪性鼻炎

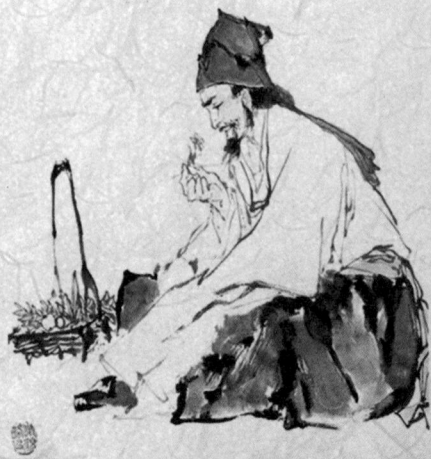

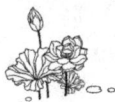

一、少见的干酪性鼻炎

王先生自诉流臭脓涕3年，有时鼻根部红肿。临床检查：鼻前庭糜烂，鼻腔填满黄白色硬痂，鼻中隔偏大、部分缺失，两鼻腔相通。手术见鼻腔填满大量豆腐渣样物，恶臭，鼻甲仅存残迹，后鼻孔呈裂缝状。病理检查见黄豆至花生米大干酪样物5块，呈淡黄色或灰白色半固体状，奇臭。光镜示主要为脓细胞和无结构的碎屑，其中见少量针状裂隙。医生根据症状及病理相关检查后，确诊王先生患了"干酪性鼻炎"。目前"干酪性鼻炎"是临床上较少见的一种鼻炎，究竟"干酪性鼻炎"是一类怎样的鼻炎呢？

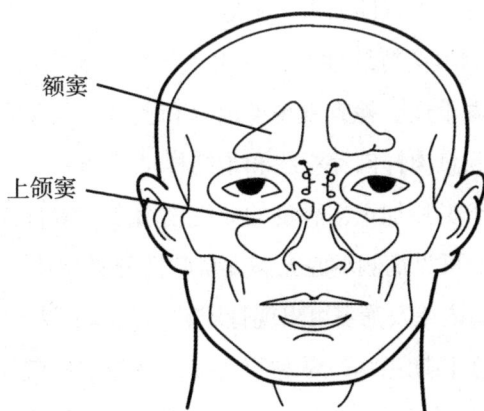

额窦

上颌窦

二、什么是干酪性鼻炎

干酪性鼻炎为少见之鼻科疾患，其特点是一侧鼻腔内充满恶臭的干酪或豆腐渣样物，伴有肉芽组织形成，偶可双侧发生，多数情况下累及同侧鼻窦（干酪性鼻窦炎），随着干酪样物积聚，可侵犯黏膜及骨质，使骨质吸收、破坏或死骨形成，晚期常发生面颌部畸形。多一侧发病，病程缓慢，临床主要表现为渐进性鼻塞、脓性鼻涕奇臭、少量鼻出血、嗅觉减退和头晕、头痛、食欲缺乏。如侵袭蝶窦，则可损害视力和发生脑神经麻痹。

早期由于症状轻微，常被忽略。发病年龄国外文献报道2—80岁，以30—40岁多见；国内报道8—70岁，40岁以上占60%。此病多数只累及一侧，两侧同时发病极少见，到目前为止国内外文献中仅有6例两侧同时受累，一般常

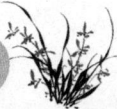

发生于鼻腔，也有累及鼻窦的报道。1961年Craing曾报道1例干酪性鼻炎广泛累及上颌窦、筛窦、蝶窦、眼眶、枕骨底部。国内35例中，有9例同时累及上颌窦，4例累及上颌窦及筛窦。本病的命名较混乱，干酪性鼻炎是由Duplay首先报道和命名的，之后还有命名为干酪样臭鼻症、干酪性鼻卡他、胆脂瘤性鼻炎及干酪性鼻溢症等。在目前病因及发病机制不明之前，按其临床特征，鼻腔大量干酪性物而命名为"干酪性鼻炎"比较合适，已被多数学者所接受。

三、诊断要点及鉴别诊断

1. 干酪性鼻炎的诊断要点　本病主要症状是单侧鼻塞，流脓性或血脓性涕，伴有恶臭的块状物且呈进行性加重。临床上一般分为早、中、晚三期。

（1）早期：一侧阻塞持续性进行性发展，伴有恶臭的脓性或血脓性分泌物，偶有头痛或全身轻微不适。检查发现鼻前庭和上唇皮肤常有溃烂、剥脱，鼻黏膜充血肿胀，常可见到息肉样肉芽组织和干酪样堆积物。

（2）中期：由于炎症加重，恶臭的分泌物增多，常合并上呼吸道感染，间有流泪、眼灼感。检查可见病侧鼻腔充满大量脓性分泌物及黄色或灰白色干酪样物，此期鼻甲骨、上颌窦内壁及筛窦可出现骨质破坏，鼻中隔可因受压而移向对侧。

（3）晚期：由于长期患病，鼻黏膜萎缩，鼻腔结构破坏，鼻中隔穿孔。因干酪性物进一步侵蚀破坏，可致鼻外畸形，颊部肿胀，鼻梁变宽或塌陷，眼球移位及面部瘘管形成。此期病人全身症状较明显，表现为虚弱、倦怠、食欲缺乏、睡眠不安、头痛头晕等。

2. 与干酪性鼻炎的鉴别诊断　本病应与真菌感染、恶性肉芽肿及鼻腔鼻窦恶性肿瘤相鉴别，特别是当本病进入晚期更易与鼻腔鼻窦恶性肿瘤相混淆。翟立杰等1995年报道6例诊断为上颌窦癌而后经手术探查及病理检查证实为干酪性上颌窦炎，因此，单凭CT扫描出现骨质破坏不能简单地诊断为上颌窦癌，应从上颌窦的密度、均匀度、CT值及骨质破坏的特点等方面加以鉴别。①密度：干酪性上颌窦炎密度低，均匀，CT值30～50HU，而鼻腔鼻窦肿瘤密度高，不均匀，CT值在60HU以上。②骨质破坏：干酪性鼻炎、鼻窦炎无明显软组织肿块，常表现为骨质受压而变薄，窦腔明显扩大，而鼻腔鼻窦肿瘤有明显软组织肿块，骨质为溶骨性破坏，骨质破坏不规则且中断，窦腔扩大不明显。蔡钺候等报道

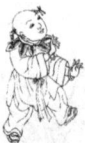

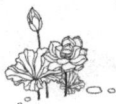

143 例上颌窦癌中合并 6 例干酪性上颌窦炎，而同时期治疗干酪性上颌窦炎仅 17 例，说明 1/3 干酪性上颌窦炎病例有可能伴发恶性肿瘤，故应提高警惕，做全面检查，包括病理检查，综合分析，以防漏诊误诊。

四、中西医病因病理

1. 西医认识　干酪性鼻炎是鼻腔或鼻窦内积聚恶臭的干酪样物，日久腐蚀组织和骨质，重者可发生鼻部畸形。过往称此病为鼻腔胆脂瘤，然缺乏组织学依据。关于干酪性鼻炎的病因及发病机制迄今未明，众说纷纭。

（1）病因：近年来多数学者以为本病是由于鼻腔或鼻慢性脓性炎症、鼻腔阻塞、分泌物引流不畅，进而黏膜发生干酪样坏死和脓性分泌物浓缩，终极形成干酪样物质积蓄于鼻腔或鼻窦所致。

（2）病理：干酪样物为淡黄色无组织结构的半固体，由脓细胞、坏死组织、脱落上皮、硬脂、少量胆固醇和钙盐结晶等无定形碎屑构成；其中尚可有白色链丝菌等真菌、类白喉杆菌等微生物，偶尔还可看到异物、鼻石或死骨等。鼻黏膜的病理改变视本病严重程度而异，轻者为炎性浸润、增生，重者则发生黏膜变性、坏死和肉芽增生，更甚者骨质破坏、外鼻变形或瘘管形成。

2. 中医认识　本病属中医的"鼻窒""慢鼻渊"，多因阴虚津亏，燥热上灼，上扰鼻窍，久病必损脾胃，加之邪滞鼻窍，多见脾虚湿盛、邪滞鼻窍之证，以及肺肾阴虚之证。

五、治疗原则

1. 西医　去除引起鼻阻塞的因素，彻底清除干酪性物，建立通畅的引流。
2. 中医　宜益气健脾，养阴润燥。

六、中医特色疗法

（一）内治法

1. 经典古方

（1）温肺止流丹

[来源]《辨证录·卷之三·鼻渊门（三则）》："盖涕臭者热也，涕清而不臭

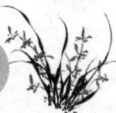

者寒也。热属实热，寒属虚寒。兹但流清涕而不腥臭，正虚寒之病也。热症宜用清凉之药，寒症宜用温和之剂，倘概用散而不用补，则损伤肺气，而肺金益寒，愈流清涕矣。方用温肺止流丹。"

[组成] 诃子3克，甘草3克，桔梗9克，石首鱼脑骨（煅过存性，为末）15克，荆芥1.5克，细辛1.5克，人参1.5克。

[用法] 水煎服。

[主治] 慢性鼻炎（肺脾气虚，邪滞鼻窍），鼻-鼻窦炎（肺气虚寒）。

（2）通窍活血汤

[来源] 清·王清任《医林改错》上卷。

[组成] 赤芍3克，川芎3克，桃仁（研泥）9克，大枣（去核）7枚，红花9克，老葱（切碎）3根，鲜姜（切碎）9克，麝香（绢包）0.15克。

[用法] 用黄酒250毫升，将前七味煎至150毫升，去滓，将麝香入酒内，再煎二沸，临卧服。

[主治] 慢性鼻炎（邪毒久留，血瘀鼻窍）。

[方解]

（1）《医林改错评注》：方中赤芍、川芎行血活血，桃仁、红花活血通络，葱、姜通阳，麝香开窍，黄酒通络，佐以大枣缓和芳香辛窜药物之性。其中麝香味辛性温，功专开窍通闭，解毒活血（现代医学认为其中含麝香酮等成分，能兴奋中枢神经系统、呼吸中枢及心血管系统，具有一定抗菌和促进腺体分泌及兴奋子宫等作用），因而用为主要药；与姜、葱、黄酒配伍更能通络开窍，通利气血运行的道路，从而使赤芍、川芎、桃仁、红花更能发挥其活血通络的作用。

（2）《历代名医良方注释》：妇女干血劳或小儿疳证，都因瘀血内停，新血不生所致，必须活血化瘀，推陈致新。本方用活血通窍之品治疗劳症，深得此法。方中麝香为君，芳香走窜，通行十二经，开通诸窍，和血通络；桃仁、红花、赤芍、川芎为臣，活血消瘀，推陈致新；姜、枣为佐，调和营卫，通利血脉；老葱为使，通阳入络。诸药合用，共奏活血通窍之功。

2. 名家名方

吕洪：加味芎芷石膏汤

[组成] 芍药15克，羌活10克，川芎15克，荆芥穗10克，防风15克，白

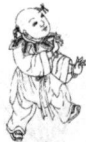

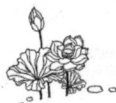

芷10克，川芎5克，细辛3克，石膏30克，党参25克，炙黄芪20克，白术15克，三寸葱白3根，生姜15克，甘草10克。

［用法］以上诸药，水蒸，蒸气熏鼻，每日1剂，分3次口服。2～4周为1个疗程。

［主治］肺脾气虚型慢性鼻炎。

［方解］加味芎芷石膏汤是辽宁中医药大学附属医院耳鼻喉科的教授、主任医师吕洪的经验方。

3. 秘验单偏方

（1）白芷30克，薄荷、辛夷各15克，炒苍耳子10克。共为细末，蜂蜜为丸。每次服6克，每日2次，葱汤送服。

（2）老刀豆根适量，焙干研细末，每服10克，每日2次，黄酒送服。

（3）月栀散：黑山栀子30克，硼砂10克。二药共研极细粉，每次用药粉如黄豆大，嗅入鼻中，每日4次。

（4）吹鼻散：山柰30克，白芷30克，细辛10克，冰薄荷2克，鹅不食草30克。上药共研细面，贮瓶密闭备用。每次用少许吹鼻，每天用3～4次。上方加入硇砂3克、枯矾10克，还可治疗鼻息肉。

4. 中成药

（1）益鼻喷雾剂

［成分］辛夷、苍耳子、麻黄、白芷、威灵仙、冰片。

［功能主治］辛温散寒，通利鼻窍。用于鼻塞不通，或因鼻塞所致的嗅觉障碍，头晕，头痛等症状的改善。

［用法用量］外用，喷鼻。用喷管稍伸入鼻孔内，每个鼻孔每次2揿，每日3次。

［禁忌］孕妇及哺乳期妇女禁用。

（2）千柏鼻炎片

［成分］千里光、卷柏、羌活、决明子、麻黄、川芎、白芷。

［性状］本品为糖衣片，除去糖衣后，显棕黑色；味苦。

［功能主治］清热解毒，活血祛风，宣肺通窍。用于风热犯肺、内郁化火、凝滞气血所致的伤风鼻塞，时轻时重，鼻痒气热，流涕黄稠，或持续鼻塞，嗅觉

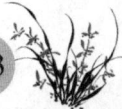

迟钝，急、慢性鼻炎，鼻窦炎。

［用法用量］口服，每次 3 ～ 4 片，每日 3 次。

［注意事项］孕妇慎用。不宜在服药期间同时服用温补性中成药。

（二）外治法

1. 理疗 超短波疗法。超短波作用于人体产生各种生理反应的基本因素是热效应和非热效应。大量临床观察和实验研究证明超短波对炎症的作用为：①首先对神经系统产生良好影响，改善神经营养和神经功能状态，使炎症组织的兴奋性降低，阻断或减低了病理性冲动的恶性循环。②使局部组织血管扩张，血液淋巴循环增强，血管壁通透性增高，局部组织的营养和代谢过程改善。③免疫系统功能增强，对炎症组织中的细菌有明显抑制作用。④促使炎症组织中的 pH 向碱性方向逆转，从而消除了组织的酸中毒，有利于组织的抗炎作用。⑤炎症组织中钾离子减少，钙离子增加，加上血管扩张血循环加强，血管通透性增高，从而有利于炎症消除，并促进渗出液和漏出液的吸收，即所谓脱水作用。⑥加速结缔组织和肉芽组织的再生和生长。

同时超短波对感觉神经有抑制作用，故对急慢性炎症起到镇痛作用。超短波应用于临床治疗各种炎症，疗效确切，基本无不良反应。本疗法对亚急性和慢性期鼻炎、鼻窦炎均有效，但对变应性鼻炎的疗效较差，一般每天治疗 1 次，每次 20 分钟，10 ～ 15 天为 1 个疗程。

禁忌证：对于有出血倾向者、低血压、心力衰竭、活动性结核、恶性肿瘤（一般剂量为禁忌）、装起搏器及心瓣膜置换者，都不宜应用该项疗法。

2. 鼻窍冲洗疗法

［冲洗液］生理盐水 500 毫升加庆大霉素。

［方法］一般于手术前或鼻内镜手术后第 10 天开始从下鼻道侧孔区冲洗上颌窦腔，每周冲洗 2 次，1 个月后观察；或者于上颌窦穿刺冲洗，每周 1 次，1 个半月为 1 个疗程。

［主治］干酪性鼻炎［李纪慧. 干酪性鼻窦炎的临床表现及治疗. 临床医药实践杂志，2005，14（6）：426-428］。

（三）生活起居

1. 起居 干酪性患者起居环境要求整洁，避免屋内尘土刺激诱发本病，平

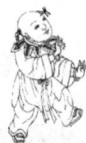

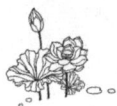

时也要注意多休息，多呼吸新鲜空气有助于呼吸道恢复。

2. 饮食　饮食上禁用辛辣、油腻、煎炸食物，平时多注意饮食卫生，多吃新鲜水果，补充水分。

3. 运动（活动）　要适当锻炼自己，可以做太极拳、瑜伽等运动，以增加自身免疫力。

（四）服药及饮食禁忌

服药期间不与油腻食用同服；忌辛辣、油炸食物；对过敏的食物应禁用；对腌制品要尽量少吃。

七、西药治疗

治疗原则是去除引起鼻阻塞的因素，彻底清除干酪性物，建立通畅的引流。鼻腔病变的处理：可在鼻内镜下彻底清除影响引流的息肉、肉芽、坏死物、死骨、异物、结石及干酪样物，加强鼻腔鼻窦的引流，术后经常用生理盐水或甲硝唑反复冲洗鼻腔，可较快痊愈。对累及鼻窦的干酪性鼻炎可施行功能性鼻窦手术，既要清除病变，又要保留鼻腔鼻窦的功能。晚期鼻面部的瘘管常在清除原发灶干酪性物质后自行愈合，对较大的瘘管，则在搔刮后予以缝合或延期修补缝合。

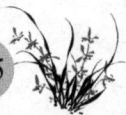

第 10 章

药物性鼻炎

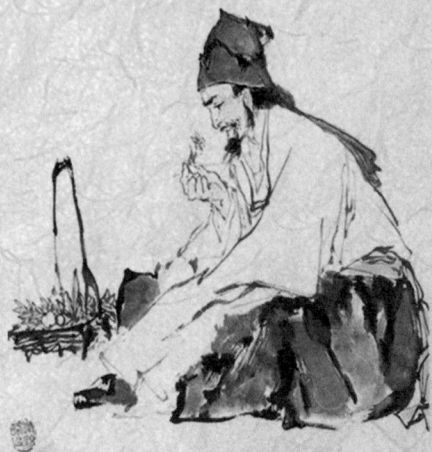

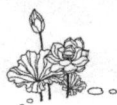

一、小心药物性鼻炎的发生

孙先生说从 5 年前因感冒诱发鼻炎开始使用滴鼻剂，之后长期使用滴鼻剂，养成习惯，只要鼻炎复发就使用滴鼻剂，然一旦停药不用，孙先生就会觉得鼻塞、呼吸不畅，于是去市医院就诊。医生询问病情，查体可见：鼻腔黏膜纤毛结构改变，且纤毛运动减弱，黏膜多呈紫红色或苍白色水肿，表面不平，触之有如橡皮感，对麻黄碱收缩反应不良。鼻道狭窄，有大量黏性分泌物。医生确诊后告知孙先生患了"药物性鼻炎"。为此，对于慢性鼻炎患者来说，鼻腔用药需注意，应时刻小心"药物性鼻炎"的发生。

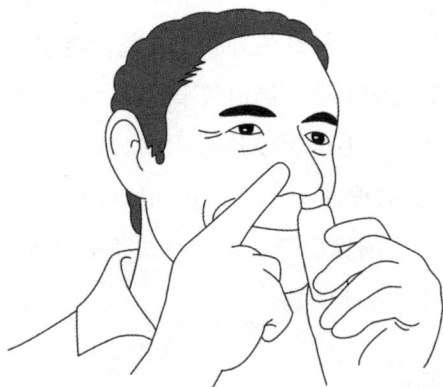

二、什么是药物性鼻炎

药物性鼻炎是长期滥用血管收缩药滴鼻而引起的鼻黏膜反跳性充血综合征，亦称为"中毒性鼻炎"，是不恰当的鼻腔用药长期持续作用的结果。临床上以长期鼻塞、对血管收缩药产生依赖性等为主要特征，晚期可出现严重并发症及全身性不良反应。

多数患者在遭遇各种原因（以感冒为主）引起鼻塞症状时，使用了作用强烈的血管收缩药滴鼻，造成鼻腔黏膜小动脉的收缩从而缓解鼻塞症状，但是长期或过量使用会使鼻腔的血管弹性降低，一般连续应用 10 天后鼻黏膜因长时间血管收缩而缺氧，引起反应并过度角化，形成乳头样改变，从而引起慢性咽痛、咽部异物感，出现恶心、呕吐及睡眠时打鼾。中医也属于"鼻窒"的范畴，病机为气滞血瘀、邪毒留恋。

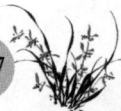

三、诊断要点及鉴别诊断

1. 药物性鼻炎的诊断要点

（1）病史：有长期应用鼻腔黏膜血管收缩药等药物的病史。

（2）症状：主要表现为双侧持续性鼻塞、分泌物增多，嗅觉减退，有时可出现头痛头晕等鼻窦炎的症状。在使用血管收缩药滴鼻的治疗过程中，患者常自觉药效越来越差，甚至症状反而愈用愈重。婴幼儿应用萘甲唑林（滴鼻净）常引起面色苍白，心动过缓，血压下降，昏迷不醒，乃至呼吸停止等中毒现象。此外，在服用普萘洛尔（心得安）的患者使用麻黄碱、去氧肾上腺素（新福林）等滴鼻药时，可引起脑血管痉挛、高血压、蛛网膜下腔出血、精神病及中毒反应。

（3）检查：可见鼻黏膜多呈紫红色肿胀，或苍白色水肿，表面不平，触之有如橡皮感，对麻黄碱收缩反应不良。鼻道狭窄，有大量黏性分泌物。鼻纤毛清除功能试验（糖精法）可显示纤毛运动减退。

2. 与药物性鼻炎的鉴别诊断　本病症状和体征与慢性肥厚性鼻炎相似。故必须询问有无长期或过多滴用鼻血管收缩药，如萘甲唑林（滴鼻净）、麻黄碱的历史，并注意其用量和时间方能鉴别。

四、中西医病因病理

1. 西医认识　药物性鼻炎是继发于鼻黏膜长期应用血管收缩药而致的反跳性鼻充血综合征。主要症状是鼻阻塞，以继发性鼻血管扩张、鳞状上皮化生、腺体分泌活动增加，纤维组织增生及血管运动性反应障碍为特征。后期可出现鼻黏膜萎缩等并发症。

（1）病因

①鼻血管收缩药：是药物性鼻炎最主要的原因，可分为3类：a.环胺类，如麻黄碱和伪麻黄碱等；b.链胺类，如氟拉明等；c.咪唑类，如赛洛唑林、羟甲唑林、四氢萘唑林和萘甲唑林（滴鼻净）。前两类药物是拟交感类，可迅速产生缩血管作用。咪唑类是半拟交感类，缩血管作用比拟交感类强烈而持久。这3类药物都可使上皮下毛细血管、动脉和静脉收缩。如果血管持续强烈收缩，可导致逆转反应——继发性血管扩张，而且黏膜对血管收缩药越来越不敏感，结果出现恶

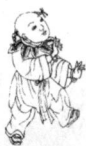

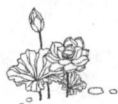

性循环，产生药物依赖性。动物实验表明，长期应用鼻血管收缩药后，鼻黏膜的组织化学和组织病理会产生许多变化。在组织病理学方面，上皮在用药4周后杯状细胞开始增生，6周后达高峰，8周时其数目开始减少，随后有明显的鳞状上皮生化，基底细胞几乎难以辨别，杯状细胞完全缺如。在固有层，尤其在上皮下区及血管周围可见不同程度的多形核细胞渗出。用药2周末时腺体过度增生，腺泡数目增加，出现明显分泌活动，黏液腺管在鳞状上皮下区明显增生。在扩张的血管周围可见上皮肿胀。

②雾化吸入药物：因咽喉炎、哮喘长期应用缓解症状的气雾剂。造成鼻肺反射综合征，出现鼻咽堵塞、憋气不舒的表现。

③抗高血压中的药：长期服用利血平、肼屈嗪、胍乙啶、甲基多巴、哌唑嗪类药物，以及治疗高血脂、动脉硬化的药物。患者经治疗后多维持在临界高血压的水平上，反而头晕，目眩加重，鼻塞不适，血压反弹。

④心血管类药：长期使用心得安类药物及心血管扩张药，造成鼻心反射综合征。患者近期出现反跳现象，病人先是鼻塞胸闷，继而心慌气短，心律失常。

⑤性激素药：因性功能减退或某些病变长期应用，出现鼻塞、髋关节疼痛等症。

⑥减肥药：特别是含有激素的减肥茶。

⑦抗抑郁药：如神经衰弱长期服用安眠药、安定药、奋乃静等，病人反而显现鼻塞不适，急躁易怒。

⑧止痛药：长期应用阿司匹林等也可引发本病。

（2）病理：药物性鼻炎的发病是鼻黏膜血管收缩引起血管壁缺氧，产生反跳性血管扩张，而且对血管收缩药的作用变为不敏感，反使症状愈治愈重。病理表现为鼻腔呼吸区黏膜上皮细胞破坏，纤毛脱落，排列不齐。上皮下层毛细血管内皮增生，血管扩张，周围有炎性细胞浸润。腺体增生，腺管扩张。

2. 中医认识　本病是因为现代药物滥用所致的疾病，因而中医病机不是很确定。不过，依据临床表现推测，中医认为本病多属气虚血瘀，治宜益气活血，通络开窍。

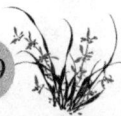

五、治疗原则

1. 西医　首先应停用血管收缩药、滴鼻药，至少要坚持 2 周以上，然后治疗原发病，并用其他药物替换原药

2. 中医　多属气虚血瘀证，治宜益气活血，通络开窍。

六、中医特色疗法

（一）内治法

1. 经典古方

通窍活血汤

［来源］清·王清任《医林改错》上卷。

［组成］赤芍 3 克，川芎 3 克，桃仁（研泥）9 克，大枣（去核）7 个，红花 9 克，老葱（切碎）3 根，鲜姜（切碎）9 克，麝香（绢包）0.15 克。

［用法］用黄酒 250 毫升，将前 7 味煎至 150 毫升，去滓，将麝香入酒内，再煎二沸，临卧服。

［主治］慢性鼻炎（邪毒久留，血瘀鼻窍）。

［方解］

（1）《医林改错评注》：方中赤芍、川芎行血活血，桃仁、红花活血通络，葱、姜通阳，麝香开窍，黄酒通络，佐以大枣缓和芳香辛窜药物之性。其中麝香味辛性温，功专开窍通闭，解毒活血（现代医学认为其中含麝香酮等成分，能兴奋中枢神经系统、呼吸中枢及心血管系统，具有一定抗菌和促进腺体分泌及兴奋子宫等作用），因而用为主要药；与姜、葱、黄酒配伍更能通络开窍，通利气血运行的道路，从而使赤芍、川芎、桃仁、红花更能发挥其活血通络的作用。

（2）《历代名医良方注释》：妇女干血劳或小儿疳证，都因瘀血内停，新血不生所致，必须活血化瘀，推陈致新。本方用活血通窍之品治疗劳症，深得此法。方中麝香为君，芳香走窜，通行十二经，开通诸窍，和血通络；桃仁、红花、赤芍、川芎为臣，活血消瘀，推陈致新；姜、枣为佐，调和营卫，通利血脉；老葱为使，通阳入络。诸药合用，共奏活血通窍之功。

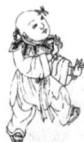

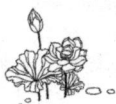

2. 名家名方

王琦：脱敏止嚏汤

［组成］乌梅20克，蝉衣10克，辛夷（包煎）10克，苍耳子6～10克，黄芩10克，百合20克，鹅不食草6～10克，细辛3克。

［用法］每日1剂，水煎2次，将药液混合后分2次温服。

［加减］伏热较重者或变应性鼻炎并发哮喘者，合用麻杏甘石汤；复合气虚体质者，合用玉屏风散进行加减。

［功能］脱敏清热、散邪通窍。

［主治］过敏性鼻炎，血管性鼻炎、慢性鼻炎。

［方解］王琦是北京中医药大学教授，中医基础理论专业博士生导师，国家重点学科《中医体质学》学科带头人，现为享受国务院特殊津贴的有突出贡献专家，国家人事部、卫生部、国家中医药管理局遴选的全国五百名著名老中医之一。脱敏止嚏汤是王琦教授的经验方，以调体为要，方以黄芩、蝉衣清透内伏郁热；辛夷、苍耳子、细辛、鹅不食草辛散外邪，宣肺通窍；乌梅之收以防宣散之过，收敛肺气；百合滋阴清热。其中，蝉衣和乌梅是王琦教授用以脱敏的药对，诸药配伍，既可内清伏热、外散客邪，又能脱敏调体。

3. 秘验单偏方

（1）黄芪、白术各15克，防风、藿香、辛夷、苍耳子各10克。共研末调匀，做成药饼，敷于脐部，用活血止痛膏固定，每日或隔日换1次。

（2）将鹅蛋开一小孔，倒出少许，然后将七朵梨花切碎，装入鹅蛋中，用筷子搅一搅，再用少许面团将蛋口封住；煮熟、蒸熟、或者在火上烧熟均可。每天吃一个鹅蛋，连续3～7天即可。

（3）辛夷花：薄荷：冰片（在中药店都能买到）按10：1：1的比例研成细粉，越细越好，冰片最后再加，装在小瓶里备用，每次取一点吸入鼻孔，吸上几次就好了。

4. 中成药

（1）复方鼻炎膏

［成分］穿心莲、鹅不食草、薄荷油、桉油、盐酸麻黄碱、盐酸苯海拉明。

［性状］本品为棕褐色的软膏。

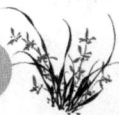

［功能主治］消炎，通窍。用于过敏性鼻炎，急、慢性鼻炎及鼻窦炎。

［用法用量］将软膏尖端插入鼻腔挤入油膏，每日3次，或遵医嘱。

［不良反应］可见困倦、嗜睡、口渴、虚弱感；偶见一过性轻微烧灼感，干燥感，头痛，头晕，心率加快，长期使用可致心悸，焦虑不安，失眠等。

［禁忌］高血压、动脉硬化、心绞痛、甲状腺功能亢进症等患者禁用；孕妇和哺乳期妇女禁用；鼻腔干燥、萎缩性鼻炎禁用。

（2）通鼻抗感剂

［成分］大蒜、辛夷、白芷、细辛、葛根、桂枝、羌活、麻黄、荆芥、防风、川芎、白芍、生姜、大枣、甘草。

［功能主治］通窍，散寒，清热，解毒。用于外感风寒，鼻塞、鼻痒、喷嚏、流涕、头晕、头痛、恶寒、发热、四肢倦怠；轻、中型感冒，慢性单纯性鼻炎，过敏性鼻炎见上述证候者。

［用法用量］用棉签蘸少许药液涂于鼻腔周壁，感冒见咽痛咳嗽者，可用10倍量温开水稀释后的药液含漱，每日3～4次。

［禁忌］儿童、孕妇及哺乳期妇女禁用；肝肾功能不全者禁用。

（二）外治法

1. 理疗　激光治疗。Caffier等报道应用双极激光下鼻甲烧灼术对于鼻用减充血药滥用造成药物性鼻炎的治疗效果。他们选择42例药物性鼻炎的患者在局麻下行视频内镜下双极激光下鼻甲烧灼术，治疗效果通过术后随访1～6周及6～12个月。用视觉模拟量表评价术前和术后的主观鼻气流量和患者的满意度。用鼻测压法和下鼻甲拍照、鼻用减充血药是否重新滴用来评价长期的客观临床疗效。6个月后总共88%患者成功停止滥用减充血药，1年后74%患者停用。认为在耐药的药物性鼻炎门诊患者中，双极激光下鼻甲烧灼术是一种高效、安全和耐受良好的治疗选择。明显改进鼻塞和停止对鼻减充血药的依赖，从而提供长期治愈效果。

2. 鼻窍喷雾疗法

（1）试剂：糠酸莫米松鼻喷雾剂。

［操作方法］嘱患者立即停用鼻用减充血药类药物，第1周每天早晨和睡前各使用1次，每个鼻孔各喷2揿。从第2周开始，每天早晨使用1次，每个鼻孔

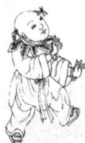

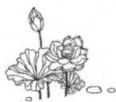

各喷 2 揿，共治疗 4 周。

[主治]药物性鼻炎[文晶莹，宁娜，甄宏韬.糠酸莫米松鼻喷雾剂治疗药物性鼻炎 22 例.医药导报，2015，34（3）：341-343]。

（2）试剂：舒良喷剂。

[操作方法]嘱患者立即停用药物，采用舒良喷鼻每日 2 次，1～2 周开始患者鼻塞症状时缓解，鼻腔水肿、充血减轻。然后给予患者辅舒良喷鼻，每日 1 次；2～3 周后，隔日喷 1 次；再过 2～3 周，隔 3 天喷 1 次；最后隔 1 周 1 次，直至停药。

[主治]药物性鼻炎[鞠善德，孙伟光，马岩.药物性鼻炎治疗体会.吉林医学，2008，29（17）：1418-1419]。

3. 鼻窍冲洗疗法

[试剂]0.9% 生理盐水。可结合丙酸倍氯米松鼻喷剂使用。

[方法]嘱患者立即停用药物，并用鼻腔冲洗器生理盐水冲洗鼻腔，每日 2 次，并用丙酸倍氯米松鼻喷剂喷鼻，用 10 天。

[主治]药物性鼻炎[张长征.药物性鼻炎治疗体会.中国社区医师，2014，30（34）：134]。

4. 药物注射疗法

[药物]三磷酸腺苷（ATP）。

[方法]确诊后首先停用鼻减充血药。双下鼻甲用 1% 的卡因棉片表面麻醉 3～6 分钟后，行双下鼻甲黏膜下注射三磷酸腺苷各每次 1 毫升（20 毫克），每日 3 次，4 次为 1 个疗程，一般应用 1～2 个疗程。并停用任何其他药物。

[主治]药物性鼻炎[许雄伟，洪育明，吴瑞珊.ATP 下鼻甲注射治疗药物性鼻炎的价值.齐齐哈尔医学院学报，2003，24（8）：842-843]。

5. 激光疗法

[仪器]Nd：YAG10-n 型医用激光机。

[方法]采用激光波长为 1.06 微米，光束直径为 0.5 毫米，功率 1～10 瓦连续可调。光纤放在 2.5% 碘酒或 0.3% 碘伏消毒液中浸泡 15 分钟，双下鼻甲用 1% 的卡因棉片表面麻醉 10 分钟，1% 普鲁卡因或 1% 利多卡因局部浸润麻醉双下鼻甲（需先行过敏性试验），用光纤插入双下鼻甲黏膜下深层，自前向后，

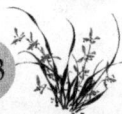

每隔 0.5 厘米做点状或线状凝固，时间 2 ～ 5 秒，功率 10 ～ 25 瓦时，插入时及光纤在下鼻甲内直线及线状移动以及退出时，必须使激光持续输出，在移动光纤时感有阻力，需停止移动，以免光纤折断于组织中。

[主治] 药物性鼻炎 [车翔，刘洪涛. Nd：YAG 激光治疗药物性鼻炎. 中国激光医学杂志，2004，13（2）：118-121]。

（三）生活起居

1. 起居　对于药物性鼻炎患者，起居注意休息，防寒保暖，若平时服用其他药物，应主要避免长期服用。

2. 饮食　预防是最好的治疗，药物性鼻炎是可以预防的。饮食上可食用富含 B 族维生素、维生素 A 的蔬菜水果，适当补充营养。

3. 运动（活动）　患者平时要加强体育锻炼，增加免疫力，应坚持每天运动。

（四）服药及饮食禁忌

患者经确诊后均停止使用鼻用减充血药；若有其他疾病，服用局部减充血药应按照医嘱执行，应避免长期用药，并且教育长期服用治疗高血压药物的患者注意可能有鼻塞症状出现。

七、西药治疗

确定诊断后应立即停用鼻血管收缩药；改滴生理盐水，或改用生理盐水内加倍氯米松（丙酸倍氯米松）或曲安奈德滴鼻。三磷酸腺苷（ATP）有改善鼻黏膜小动脉和毛细血管缺氧作用，口服，每次 40 毫克，每日 2 ～ 3 次，对本病有疗效。

首先应停用血管收缩药滴鼻药，至少要坚持 2 周以上，然后治疗原发病，并用其他药物替换原药。可用生理盐水加地塞米松配成 0.25 毫克 / 毫升滴鼻液，第 1 周滴 20 毫升，一般可改善鼻腔通气，第 2 周以后仅滴生理盐水。若第 1 周症状未改善，再滴地塞米松滴鼻液 1 周，可获良效，注意激素点鼻时间也不宜过长，以免产生不良反应；亦可用曲安奈德滴鼻，可在 1 周内显效。在滴鼻的同时，内服三磷酸腺苷（ATP）每次 40 毫克，每日 3 次，一般可在 3 天内显效；内服抗组胺药物如特非那丁等，也将有助于治愈疾病。

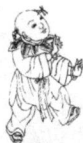

附录A　鼻炎常用中成药自选对照表

（以中成药名称汉语拼音排序）

名称	功效主治	用法及禁忌
鼻窦炎口服液	用于慢性鼻炎、鼻窦炎引起的鼻塞不通，流黄稠涕	口服，每次1支，每日3次，20日为1个疗程
鼻炎康片	清热解毒，宣肺通窍，消肿止痛。用于急慢性鼻炎，过敏性鼻炎等	口服，每次4片，每日3次。孕妇慎用，凡过敏性鼻炎属虚寒症者慎用
鼻渊舒口服液	通利鼻窍。用于鼻塞不通、流黄稠涕、急慢性鼻炎、鼻窦炎。适用于因感冒引起鼻塞不通、流黄稠涕、急慢性鼻炎、鼻窦炎	口服，每次10毫升，每日3次（临床推荐：20天为1个疗程，一般1～2个疗程，必要时可延长至3个疗程）
鼻通滴鼻剂	清风热，通鼻窍。用于外感风热或风寒化热，鼻塞流涕，头痛流泪，慢性鼻炎	外用滴鼻。每次2～3滴，每日3～4次。本品仅供滴鼻用，禁止内服
鼻炎宁冲剂	清湿热，通鼻窍，疏肝气，健脾胃。用于慢性鼻炎、慢性鼻窦炎、过敏性鼻炎	开水冲服，每次15克，每日2～3次。本品过敏者慎用
鼻炎片	祛风宣肺，清热解毒。用于急、慢性鼻炎风热蕴肺证，症见鼻塞、流涕、发热、头痛	口服。每次2片，每日3次。忌烟酒、辛辣、鱼腥食物；不宜在服药期间同时服滋补性中药；高血压、心脏病患者慎服；有肝病、糖尿病、肾病等慢性病者应在医师指导下服用；儿童、孕妇、哺乳期妇女、年老体弱、脾虚便溏者应在医师指导下服用
鼻炎滴剂	散风，清热，通窍。用于风热蕴肺型急慢性鼻炎	喷入鼻腔内，每次1～2揿，每日2～4次
鼻通丸	清风热，通鼻窍。用于外感风热或风寒化热，鼻塞流涕，头痛流泪，慢性鼻炎	口服，每次1丸，每日2次
鼻炎灵片	通窍消肿，祛风退热。用于慢性鼻窦炎、鼻炎及鼻塞头痛，浊涕臭气，嗅觉失灵等	饭后温开水送服，每次2～4片，每日3次，2周为1个疗程，服药期间，忌辛辣物

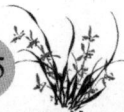

（续表）

名称	功效主治	用法及禁忌
板蓝根冲剂	清热解毒，凉血利咽。用于肺胃热盛所致的咽喉肿痛、口咽干燥；急性扁桃体炎见上述证候者。急性鼻炎	口服，每次1～2袋，每日3～4次。忌烟酒、辛辣、鱼腥食物；不宜在服药期间同时服用滋补性中药
苍耳子鼻炎胶囊	疏风，清肺热，通鼻窍，止头痛。用于风热型鼻疾，包括急、慢性鼻炎，鼻窦炎，过敏性鼻炎	口服，每次2粒，每日3次。宜饭后服用，胃肠虚寒者慎用
苍鹅鼻炎片	清热解毒，疏风通窍。用于风热所致的过敏性鼻炎，慢性单纯性鼻炎及鼻窦炎引起的头痛、鼻塞、流涕	口服，每次3～4片，每日3次，饭后服。肝肾功能不全者禁用；儿童、孕妇及哺乳期妇女禁用
滴通鼻炎水	祛风清热，宣肺通窍。用于伤风鼻塞，鼻窒（慢性鼻炎），鼻鼽（过敏性鼻炎）、鼻渊（鼻窦炎）	外用滴鼻，每次2～3滴，每日3～4次。切勿接触眼睛，鼻黏膜损伤者慎用
复方鼻炎膏	消炎，通窍。用于过敏性鼻炎，急、慢性鼻炎及鼻窦炎	将软膏尖端插入鼻腔挤入油膏，每日3次，或遵医嘱。高血压、动脉硬化、心绞痛、甲状腺功能亢进等患者禁用；孕妇和哺乳期妇女禁用；鼻腔干燥、萎缩性鼻炎禁用
复方熊胆通鼻喷雾剂	疏风通窍。适用于急性鼻炎之鼻塞、流涕	鼻腔喷雾给药。将喷头置于鼻腔内，按下喷头，喷入鼻腔内，每日4～6次，每次每侧2～4揿（0.15～0.3毫升），每日给药总量小于3毫升，3天为1个疗程。孕妇及哺乳期妇女禁用
藿胆丸	芳香化浊，清热通窍。用于湿浊内蕴、胆经郁火所致的鼻塞、流清涕或浊涕、前额头痛	口服，每次3～6克，每日2次。不宜同时服用滋补性中药
金匮肾气丸	温补肾阳，化气行水。用于肾虚水肿，腰膝酸软，小便不利，畏寒肢冷。肺肾虚型鼻鼽	口服，水蜜丸每次4～5克（20～25粒），大蜜丸每次1丸，每日2次。孕妇忌服
六味地黄丸	滋阴补肾。本品用于肾阴亏损头晕、耳鸣、腰膝酸软、骨蒸潮热、盗汗、遗精、萎缩性鼻炎和干燥性鼻炎	口服大蜜丸，每次1丸，每日2次。感冒发热病人不宜服用；服药期间出现食欲不振、胃脘不适、大便稀、腹痛等症状时应去医院就诊

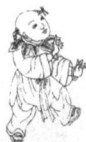

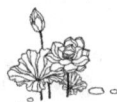

（续表）

名称	功效主治	用法及禁忌
龙胆泻肝丸	清肝胆，利湿热。用于肝胆湿热，头晕目赤，耳鸣耳聋，胁痛口苦，尿赤，湿热带下、鼻窦炎	口服。每次3～6克，每日2次。孕妇，年老体弱，大便溏软者慎用
利鼻片	清热解毒，祛风开窍。用于鼻渊、鼻塞流涕	口服，每次4片，每日2次。儿童、孕妇、肝病及肾病患者禁用
千柏鼻炎片	清热解毒，活血祛风，宣肺通窍。用于风热犯肺、内郁化火、凝滞气血所致的伤风鼻塞，时轻时重，鼻痒气热，流涕黄稠，或持续鼻塞，嗅觉迟钝，急、慢性鼻炎，鼻窦炎	口服，每次3～4片，每日3次。孕妇慎用；不宜在服药期间同时服用温补性中成药
人参归脾丸	益气补血，健脾养心。用于心脾两虚、气血不足所致的心悸、怔忡，失眠健忘，食少体倦，面色萎黄以及脾不统血所致的便血、崩漏、带下诸症。和脾益气止衄	口服。每次1袋，每日2次
参苓白术丸	健脾、益气。用于体倦乏力，食少便溏。肺脾气虚型鼻衄，尤其对慢性鼻炎疗效较佳	口服，每次6克，每日3次。泄泻兼有大便不通畅、肛门有下坠感者忌服；服药期间不宜喝茶和吃萝卜，以免影响药效；不宜和感冒类药同时服用
通窍鼻炎片	散风固表，宣肺通窍。用于风热蕴肺、表虚不固所致的鼻塞时轻时重、鼻流清涕或浊涕、前额头痛；慢性鼻炎、过敏性鼻炎、鼻窦炎见上述证候者	口服，每次5～7片，每日3次。忌烟酒、辛辣、鱼腥食物
通鼻抗感剂	通窍，散寒，清热，解毒。用于外感风寒，鼻塞、鼻痒、喷嚏、流涕、头晕、头痛、恶寒、发热、四肢倦怠；轻、中型感冒，慢性单纯性鼻炎，过敏性鼻炎见上述证候者	用棉签蘸少许药液涂于鼻腔周壁，感冒见咽痛咳嗽者，可用10倍量温开水稀释后的药液含漱，每日3～4次。儿童、孕妇及哺乳期妇女禁用；肝肾功能不全者禁用
辛夷鼻炎丸	祛风，清热，解毒。用于鼻炎	口服，每次3克，每日3次。用药后如感觉唇部麻木者应停药
辛芩颗粒	益气固表，祛风通窍。用于鼻衄、肺气不足、外感风邪证、恶风自汗、鼻流清涕、鼻塞、脉虚浮；过敏性鼻炎见上述证候者	开水冲服，每次1袋，每日3次，20天为1个疗程

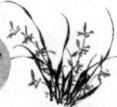

（续表）

名称	功效主治	用法及禁忌
辛芳鼻炎胶囊	发表散风，清热解毒，宣肺通窍，对于鼻炎鼻窦炎伴有头痛患者尤为适宜，也用于慢性鼻炎鼻窦炎	口服每次 2 粒，每日 2～3 次。孕妇慎用；凡慢性鼻炎属虚寒症者慎用
益鼻喷雾剂	温散寒，通利鼻窍。用于鼻塞不通，或因鼻塞所致的嗅觉障碍、头晕、头痛等症状的改善	外用，喷鼻。用喷管稍伸入鼻孔内，每个鼻孔每次 2 揿，每日 3 次。孕妇及哺乳期妇女禁用
养阴清肺丸	养阴清肺，清热利咽，用于咽喉干燥疼痛、干咳少痰、萎缩性鼻炎和干燥性鼻炎	口服每次 1 丸，每日 2 次。有高血压、心脏病、肝病、糖尿病、肾病等慢性病严重者应在医师指导下服用
银翘解毒颗粒	疏风解表，清热解毒。用于风热感冒，症见发热头痛、咳嗽口干、咽喉疼痛。适宜急性鼻炎	开水冲服，每次 5 克，每日 3 次。不宜同时服用滋补性中药；风寒感冒者不适用；糖尿病患者及有高血压、心脏病、肝病、肾病等慢性病严重者应在医师指导下服用

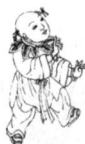

附录B 鼻炎常用保健穴位对照表

常规取穴	各种鼻炎	操作手法
太阳、迎香、曲差、山根、风池、大椎、肺俞、合谷、列缺、大鱼际	急性鼻炎：常规取穴＋上星、印堂、大杼穴	以按揉手法为主，拇指点按风池穴15分钟，其余穴按揉1分钟
	慢性单纯性鼻炎、慢性肥厚性鼻炎：常规取穴＋神庭、百会、承光、攒竹、少商、尺泽、肾俞、足三里、阴陵泉	风池穴点按、肾俞穴按揉15分钟，其余穴按揉1～2分钟
	萎缩性鼻炎：常规取穴＋口禾髎、水沟、睛明、承泣、素髎	口禾髎、水沟穴采用屈拇指按揉法，以有酸胀痛感为度。睛明、承泣穴以推擦鼻梁骨两侧，上至睛明，下到迎香，以热胀红润为度。素髎穴拿捏30次，有涕为宜
	过敏性鼻炎：常规取穴＋攒竹	按揉攒竹1分钟。按揉鱼际15分钟。掌擦手太阴肺经（肘以下部位，上肢桡侧），以透热为度
耳部穴位：肾、肺、内分泌、外鼻、内鼻、肾上腺	急性鼻炎：耳部常规穴＋神门、交感、扁桃体	常规穴均按揉1分钟，采用捏揉神门，指按压交感，指揉扁桃体，时间均1分钟
	慢性单纯性鼻炎、慢性肥厚性鼻炎：耳部常规穴＋大肠、膀胱、颈椎	以指端压揉膀胱，指按揉大肠、颈椎1分钟
	萎缩性鼻炎：耳部常规穴＋脾、额、枕、三焦	采用按揉脾、额、枕，指点掐三焦。时间均1分钟
	过敏性鼻炎：耳部常规穴	重按内分泌、外鼻、肾上腺三穴
足部穴位：大脑、额窦、鼻、肺支气管、头颈淋巴结、输尿管、膀胱穴	急性鼻炎：足部常规穴＋扁桃体	常规穴：指按压鼻3～5次。拇指推按肺、支气管，并在中趾根部敏感点处点按5～10次。其他穴指按揉1分钟
	慢性单纯性鼻炎、慢性肥厚性鼻炎：足部常规穴＋甲状旁腺、胸部淋巴结	拇指点按甲状旁腺1分钟，拇指推胸部淋巴结

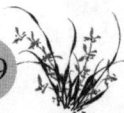

（续表）

常规取穴	各种鼻炎	操作手法
足部穴位：大脑、额窦、鼻、肺支气管、头颈淋巴结、输尿管、膀胱穴	萎缩性鼻炎：足部常规穴＋脾、肾	拇指端点按脾，平推肾，时间1分钟
	过敏性鼻炎：足部常规穴＋肾上腺、升结肠、横结肠、降结肠、胸部淋巴结、腹部淋巴结、盆腔淋巴结	按肾上腺，拇指推降结肠，平推横结肠、升结肠，指推按胸部淋巴结，拇指点揉腹部淋巴结、盆腔淋巴结，时间1分钟
	鼻-鼻窦炎：足部常规穴＋额窦、鼻、胸部淋巴结、上身淋巴结	以按摩额窦、鼻、胸部淋巴结
肺俞、身柱、风门、足三里	适宜于属于寒邪犯肺的各类鼻炎	用闪火法拔双侧风门、肺俞、足三里10分钟，每日1次；或用三棱针点刺数下，将罐吸拔上后，留罐10分钟，隔日1次，10日为1个疗程，疗程间隔7天
风池、肺俞、脾俞、足三里	适用于脾气亏虚型的各类鼻炎	于同一侧的风池、肺俞、脾俞和足三里拔罐10分钟，隔日换另一侧
肺俞、天柱、风门、迎香	适宜于肺气虚的各类鼻炎。若脾肾亏损加气海、脾俞、神阙拔罐；气滞血瘀加膈俞、地机；肺肾阴虚加关元、肾俞、尺泽	采用闪火法在同一侧的风门、肺俞、天柱、迎香拔罐20分钟，隔日1次，10次为1个疗程，疗程间隔3～5天
肺俞、尺泽、涌泉、命门、气海、膈俞	适用于萎缩性鼻炎	留罐10～20分钟，隔日1次，10次为1个疗程，疗程间隔3～5天
印堂、肺俞、脾俞、大椎、足三里	适用于慢性肥厚性鼻炎	除印堂外，均用梅花针叩刺，拔罐20次，可以在迎香、鼻通用毫针针刺
太阳、肺俞、大椎、迎香、印堂	适宜于郁热型的各类鼻炎	用三棱针点刺太阳穴、大椎穴和双侧肺俞穴或加迎香、印堂，取适中口径的玻璃罐，采用闪火法拔上述的已点刺的穴位5分钟，隔日1次
肾俞、肺俞、脾俞、太阳、印堂穴	适宜于肾虚型的各类鼻炎	双侧的肺俞、脾俞、印堂、太阳、肾俞穴拔罐，隔日1次，1个月为1个疗程
背俞穴及背部督脉穴	适用于血管性运动性鼻炎	走罐，分段至皮肤潮红或丹痧，可配合印堂、鼻通、迎香针刺，中强刺激不留针。每日或隔日治疗1次

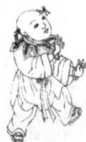

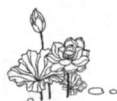

（续表）

常规取穴	各种鼻炎	操作手法
印堂、迎香、合谷、列缺、风池	风寒外袭的急性鼻炎、变应性鼻炎、血管运动性鼻炎	局部皮肤清洁，用刮痧板蘸取润滑剂实施自上而下刮擦，以皮肤潮红、皮下有感点为度，以泻为宜
印堂、迎香、合谷、曲池、外关	外感风热型急性鼻炎、慢性鼻炎、鼻－鼻窦炎、过敏性鼻炎	
印堂、迎香、合谷、膈俞	气滞血瘀型的慢性鼻炎	
印堂、迎香、合谷、肺俞、太渊	肺气虚型的慢性鼻炎、变异性鼻炎、鼻－鼻窦炎	
印堂、迎香、合谷、脾俞、足三里	脾气虚型慢性鼻炎、变异性鼻炎、干燥性鼻炎、萎缩性鼻炎、鼻－鼻窦炎	
印堂、迎香、合谷、肾俞、命门	肾虚型干燥性鼻炎、萎缩性鼻炎、变异性鼻炎、鼻－鼻窦炎	
鼻尖小动脉络、迎香穴放血、印堂、山根、鼻通	各类鼻炎，对瘀血型鼻炎与鼻炎急性发作更有效	常规消毒后，使用三棱针于鼻尖小动脉络、迎香穴放血、印堂、山根、鼻通，每次可选择3个穴位，依次点刺后挤血1.5毫升，完毕后用消毒棉球消毒针孔，然后用干棉球轻压止血，每日1次，连续治疗3次
下迎香（经验穴）、巨髎、足三里、印堂、百会、脾俞	适宜于脾虚型的各类鼻炎	采用刺血针，常规消毒后，于所选定的各组穴位快速刺入，随即拔出，以挤出两小滴血为度，压迫止血、消毒。2天治疗1次，10次为1个疗程
通天、口禾髎、曲池、肺俞、风门、素髎、大椎	适宜于肺虚型的各类鼻炎	
鼻通、合谷、迎香、命门、上星、肾俞	适宜于肾虚型的各类鼻炎	

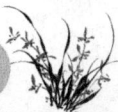

考考你答案与解析

1. 此题答案为 C。萎缩性鼻炎又称"臭鼻症"，是临床上常见的一种发展缓慢的鼻腔萎缩性慢性炎症。其特征为鼻腔黏膜、骨膜和骨质发生萎缩。主要表现为鼻腔宽大、鼻及鼻咽部干燥感、鼻塞、鼻出血、嗅觉障碍、有大量痂皮或稠厚脓性分泌物、头痛、头晕、记忆力下降等。

2. 此题答案为 A。急性鼻炎的主要病因是病毒感染，或在病毒感染的基础上继发细菌感染。鼻腔分泌物多呈碱性，使溶菌酶活力降低，引起继发性细菌感染。已知有 100 多种病毒可引起本病，最常见的是鼻病毒，其次是流感和副流感病毒、腺病毒、冠状病毒、柯萨奇病毒及黏液和副黏液病毒等。传播方式主要是病毒飞沫传播，经呼吸道吸入，其次是通过被污染的物体进入机体。

3. 此题答案为 A。变应性鼻炎属 IgE 介导的 I 型变态反应，但与细胞因子、细胞间黏附分子 –1 及部分神经肽的相互作用密切相关。特应性个体吸入变应原后，鼻黏膜局部 $CD4^+T$ 淋巴细胞受细胞因子（IL–4）的刺激，分化成为 Th2 细胞，释放 Th2 类细胞因子，后者激活血管内皮细胞表达 ICAM–1 等黏附分子。细胞间黏附分子的表达有利于多种淋巴细胞（包括嗜酸粒细胞、肥大细胞、嗜碱粒细胞及 T 淋巴细胞）向鼻黏膜局部的迁移、黏附、定位。

4. 此题答案为 C。慢性肥厚性鼻炎的诊断要点：持续性鼻塞，嗅觉多减退，鼻涕不多，为黏液性或黏脓性，不易排出。查体可见：鼻黏膜增生、肥厚，呈暗红或紫红色，肥厚的鼻甲常堵塞整个鼻腔，下鼻甲表面不平，呈结节状或桑椹状，以探针轻压下鼻甲，有硬实感，不出现凹陷，或虽有凹陷，但不易立即恢复，对 1% ～ 2% 麻黄碱不敏感，鼻腔底部或鼻道内有黏液或黏脓性分泌物，后鼻镜检查时或见下鼻甲后端肥大，鼻中隔后端黏膜肥厚。

5. 此题答案为 C。急性鼻窦炎头痛特点与鼻窦炎的位置有关：①急性上颌窦

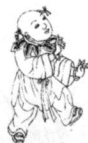

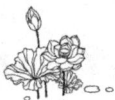

炎：患侧面颊部、前额部疼痛，晨起轻，午后重，平卧位时头痛可减轻。还可能有面颊部胀痛或上列磨牙疼痛。②急性额窦炎：晨起感前额部痛，渐渐加重，午后减轻，至晚间全部消失。③急性筛窦炎：头痛较轻，局限于内眦或鼻根部，也可能放射至头顶部，④急性蝶窦炎：疼痛位于眼球深部，可反射到头顶中央和后枕部，还出观早晨轻、午后重的枕部头痛。

6. 此题答案为 E。萎缩性鼻炎常见的鼻腔用药：①复方薄荷喷雾剂能促进血管扩张、腺体分泌增多、组织再生。②清鱼肝油或维生素 A 涂布、按摩鼻黏膜。③抗生素渗液滴鼻或雾化吸入，也可冲洗鼻腔。可选用 0.5% 链霉素溶液或是 0.5% 林可霉素溶液滴鼻。④蛋白水解酶溶液滴鼻，可以促进痂皮脱落。

7. 此题答案为 B。变异性鼻炎又称过敏性鼻炎，过敏性鼻炎通常被分为季节性过敏性鼻炎和常年性过敏性鼻炎两大类型。季节性过敏性鼻炎又称花粉症，是由对暂时存在的季节性过敏原敏感的个体发生的炎症，这些过敏原有豚草、花粉等。

8. 此题答案为 A。急性鼻窦炎常继发于上感或急性鼻炎，晨起头痛是典型表现，还包括鼻塞、流脓涕、暂时性的嗅觉障碍、畏寒、发热、食欲缺乏、便秘、周身不适等。

9. 此题答案为 D。慢性单纯性鼻炎与慢性肥厚性鼻炎主要鉴别点如下。①病变特点：慢性单纯性鼻炎是以鼻黏膜肿胀，分泌物增多为特点的可逆性黏膜慢性炎症，慢性肥厚性鼻炎则是以鼻黏膜、黏膜下，甚至鼻甲骨质增生肥厚为特征的不可逆性病变。②临床症状特点：慢性单纯性鼻炎主要症状为间歇性或交替性鼻塞，鼻涕增多，主要为黏液性，而慢性肥厚性鼻炎则鼻塞程度较前者为重，呈持续性，并有较明显的闭塞性鼻音及程度不同的嗅觉减退。③鼻腔检查所呈现的特点：慢性单纯性鼻炎，鼻黏膜呈暗红色，黏膜表面光滑，湿润，触压时，感觉柔软而有弹性，局部凹陷，停止触压时，则凹陷部位立即复原；相反，触压慢性肥厚性鼻炎患者的鼻甲组织时，则呈硬实感，不易出现凹陷，或出现凹陷后不易恢复原状；鼻黏膜和鼻甲表面不平，呈结节状或桑椹状，色泽为淡红，紫红或苍白。④血管收缩药的反应：前者由于病变仅仅是由于血管扩张，黏膜炎性肿胀而无增生性变化，对收缩药反应良好；而后者因有组织增生肥厚性改变，对血管收缩药反应不佳。

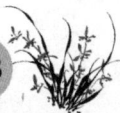

10. 此题答案为 C。变态反应性鼻炎常用的药物治疗如下。①抗组胺药：如氯苯那敏（扑尔敏）、西替利嗪、氯雷他定（又名开瑞坦、克敏能）等。②肥大细胞稳定药：如色甘酸钠或 2% 色甘酸钠水溶液滴鼻。③减充血药：可滴鼻或口服如 1% 麻黄碱滴鼻剂、去氧肾上腺素溴苯那敏胶囊等。④皮质类固醇：如二丙酸倍氯米松、布地奈德、丙酸氟替卡松等。

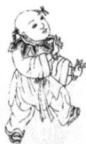